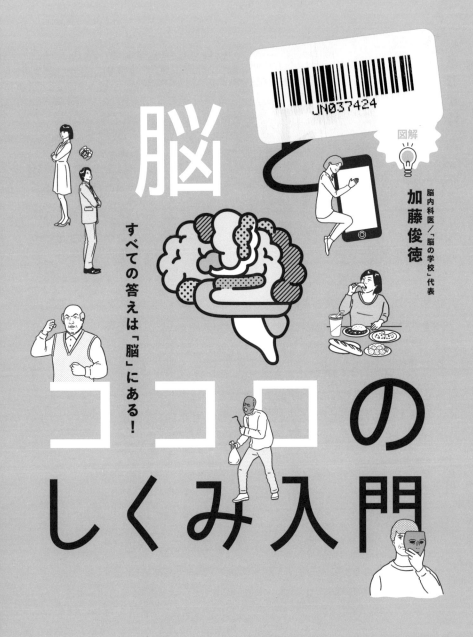

図解

脳と

ココロの

しくみ入門

すべての答えは「脳」にある!

脳内科医／「脳の学校」代表

加藤俊徳

朝日新聞出版

ココロの秘密は脳にある

　これまで「ココロ」の働きとされてきたことが、脳科学の発展により、脳から説明がつくことが増えてきました。私もかつて、脳とココロを結びつけるために、心理学の本を散々読みあさった時期がありました。しかし、どれだけ心理学の本を読んでも脳とココロを結びつけられる情報は全くといっていいほど得ることができなかったことを、30年たった今でもよく覚えています。

　医学部で脳神経外科や神経内科の授業を受けても脳の不思議やココロの問題を脳から教えてくれる内容は、いつまでたってもカリキュラムに出てきませんでした。

　また、脳に関する情報も、医学の脳の本は病気のことが延々と述べられているだけで、病気以外の脳の話が出てきたかと思えば、それは人間の脳ではなく、マウスやサルの実験結果を人の脳に活用して展開していることがほとんどといった状況でした。

　そこで私は、臨床医をしながら大学院に進学して「人間の脳を知るには自分で研究するしかない」と悟り、本格的に脳科学者としての道を歩み始めました。そして30歳のとき、脳の働きを計測する2つの手法を発見しました。

1つが本書でも紹介したfNIRS（→ **P.199**）で、もう1つが脳内ネットワークの働きを可視化するMRI技術です。この2つの最新の脳科学技術を発見し、研究や医療、そして本書のテーマである「脳とココロのしくみ」の解明に努めてきました。脳の疑問を解き明かすことで、ココロの疑問も脳から徐々に説明がつくようになったのです。

　多くの人の悩みやココロの問題も脳を知ることで解決できることがたくさんあります。自分の脳に興味をもつことで、毎日が楽しくなり、周りにもいい影響をもたらすことができると私は確信しています。

　ぜひ、脳とココロのこと、私が提唱している脳番地のことを理解しながら、本書を楽しみながら読んでいただきたい。また、多くの悩みにも脳からのアドバイスをしていますので、生きづらさを感じている人にも読んでほしいと思います。

　　　　脳を知れば人生が変わります。

「脳の学校」代表・加藤プラチナクリニック院長
脳内科医　加藤俊徳

CONTENTS

第 1 部
脳からココロのしくみを知る

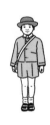

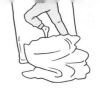

第2部
すべての答えは脳にある!

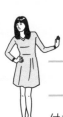

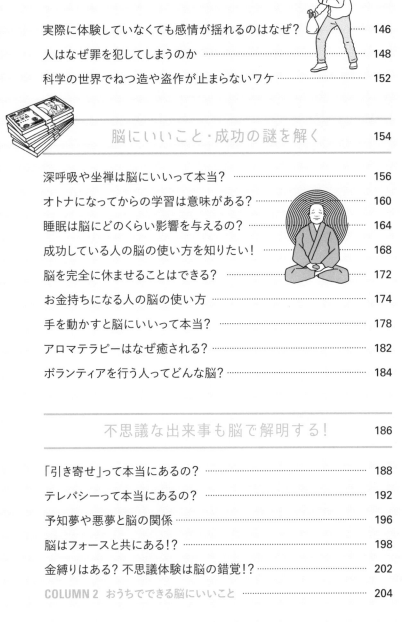

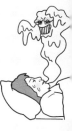

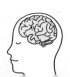

本書の特徴と使い方

本書では仕事・恋愛・日常生活などのさまざまな場面で生じる疑問を、「脳」と「ココロ」の観点からわかりやすく解説しています。よりよい人間関係のために、また自分や社会を知るためにお役立てください。雑学としても楽しめます。

第 1 部
脳からココロの しくみを知る

脳はどのような構造をしていて、どういった役割を果たしているのかを基本から解説します。8つの脳番地の働きとトレーニング方法についても紹介しています。

第 2 部
すべての答えは 脳にある!

54個の疑問を、苦手なこと・行動・恋愛・メンタル・成功・不思議な出来事の6項目に分け、脳とココロの観点から解説します。最初から読んでも、興味のある項目から読み進めてもOKです。

各ページの内容がどの脳番地の働きによるものかを示しています。

だれもが一度は考えたことのある疑問をピックアップして掲載しています。

パッと見て内容がわかるイラスト図解で、本文の理解が深まります。

`脳番地`　　　　　`見出し`　　　　　`イラスト`

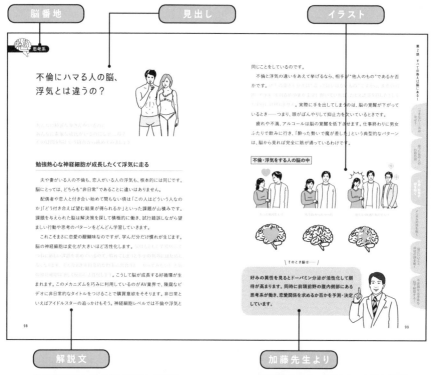

解説文
各疑問に対して、事例・対策などを脳科学の観点から解説しています。

加藤先生より
加藤先生からの補足やひと言を掲載しています。

【第 1 部】 脳から ココロの しくみを 知る

人の脳にはたくさんの神経細胞があり、生涯にわたって成長し続けます。ここでは脳の基本的な構造としくみ、人の一生における脳の発達についてみていきます。また、脳は領域によって担当している役割が違います。日常でよく使われる代表的な8つの役割を担当する部位（＝脳番地）とそれぞれの働きについて紹介します。

脳の構造を見てみよう

脳は6つの部位からできている

　人間の脳は、脳脊髄液に囲われて頭蓋骨の中におさまっています。表面は脳回と脳溝（脳のシワといわれる部分）からなり、カリフラワーやクルミのように凹凸を形成しています。成人の脳の重さは1400g前後、体重の約2.5%に相当します。

　人間の脳は、【脳幹】【間脳】【小脳】【大脳基底核】【大脳辺縁系】【大脳】の6つの部位から成り立っています。皮質と白質からなり、脳全体の約8割を占めている大脳では、人の行動や記憶・感情など高次の脳機能を担当し、ほかの脳の部位が大脳の活動を昼夜を問わず支えています。

　大脳皮質を形成するニューロンと呼ばれる神経細胞は約60種類・6層構造に分かれ、それぞれ異なる役割をもちます。大脳白質は皮質の神経細胞から伸びる神経線維（軸索）が詰まっていて、神経細胞同士を結びつけています。右脳と左脳は【脳梁】という神経線維でつながれています。大脳基底核は大脳の深部にあり、神経細胞の集団（神経核）があって、大脳と脳幹を結びつけています。

　大脳を横から見ると、シワが大きく凹んだところを境に【前頭葉】【頭頂葉】

【側頭葉】【後頭葉】の4つに分かれ、上から見ると【右脳】【左脳】の2つに
分かれています。

脳の基本構造

断面図

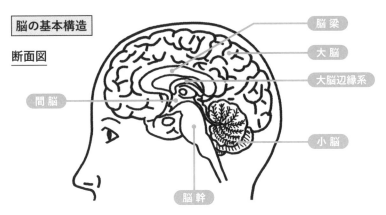

※大脳基底核は間脳を囲むように、尾状核・被殻・淡蒼球から構成される

側面図

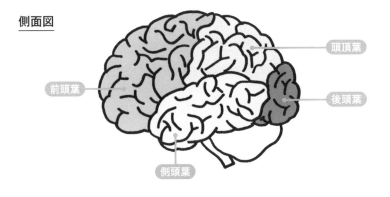

まとめ

1 脳は脳幹・小脳・大脳など6つの構造からなる

2 大脳は左右の半球および4つの葉に分けられる

3 大脳皮質は約60種類の神経細胞の集まりからなる

脳は「3％しか使われていない」は本当か？

嘘か本当か、脳に関する都市伝説・迷信のあれこれ

　脳の形を詳細に可視化できるMRI（磁気共鳴画像法）が臨床応用されたのは1980年代。さらに、脳活動の様子をリアルタイムで測定するfMRI（機能的磁気共鳴画像法）やfNIRS（機能的近赤外線スペクトロスコピー）の原理が発見されたのが1990年代。科学の歴史の中ではごく最近のことで、人間の脳のしくみにはまだ解明されていないことがたくさんあります。脳に関する俗説の多くは、マウスやサルの脳を研究して得られた仮説をそのまま人間にあてはめて、万人に共通するかのように拡大解釈されているにすぎません。

　その代表的なものに、私たちが普段脳を3％しか使っていないという説がありますが、それが使われている神経細胞の数をさすのか、脳活動の何をさすのかもはっきりしておらず、真偽のほどは不明です。

　脳には1000億もの神経細胞があり、すべてが一度に活動すればエネルギーの使いすぎと熱で壊れてしまうかもしれません。神経細胞の数でいえば3％どころか1％も使われていない可能性すらあります。

　3歳までの育児が子どもの脳を決定づけ、将来を左右するといわれる「3歳児神話」も嘘。もとは「3歳児の脳の形は成人とほぼ同じ」という100年前

の脳病理学の研究報告が元になっていると考えられます。現在では、幼少期に決まる部分は一部であり、人の脳は一生同じではなく、生活環境や年齢、生き方次第で成人しても成長し変わっていくことが明らかになっています。

脳に関する都市伝説

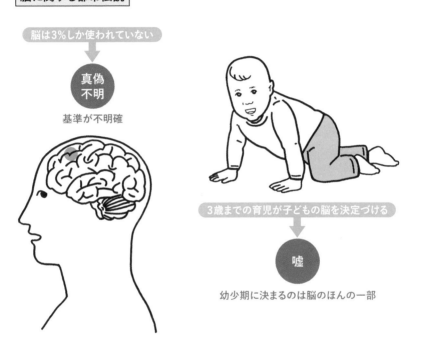

脳は3%しか使われていない

真偽不明

基準が不明確

3歳までの育児が子どもの脳を決定づける

嘘

幼少期に決まるのは脳のほんの一部

まとめ

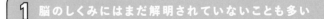

1 脳のしくみにはまだ解明されていないことも多い

2 脳を何％使っているかは不明

3 "3歳までに脳が決まる"は事実無根

脳のしくみ

脳は全身に神経線維を張り巡らせて情報をやりとりする

　脳は体のさまざまな器官と神経でつながっています。体からの情報が神経を伝わって脳に集まると、脳はその情報を分析し、ふたたび神経を通して体に指令を送ります。脳と脊髄とを合わせて「中枢神経系」、それ以外を「末梢神経系」といい、末梢神経のほとんどは脊髄から伸びています。

　脳から伸びた神経系は延髄のところでX字に交叉（錐体交叉）し、右半身とのやりとりは左脳、左半身とのやりとりは右脳で行われます。このシステムを「交叉支配」といいます（なぜそうなっているのかは不明です）。

　目に映るもの、耳に聞こえる音など体に入った情報は、神経線維を伝わって脳に送られ、大脳皮質で処理されます。大脳皮質には役割ごとに部位に名称が付けられ、それぞれで担当する機能の専門分野をもっています。運動系を例に、その具体的なしくみをみてみましょう。

　右手を動かすときには、左脳の大脳皮質にある一次運動野の中の手を動かす神経細胞群から、錐体路という神経線維の束が下行して脳幹の中脳・橋・延髄にまで達します。延髄では左側から右側に交叉してから脊髄を下行して頚髄に達します。頚髄から末梢神経が手の筋肉へつながって、その刺激

により手が動きます。

　また、ヘルスケア関連でよく見聞きする「自律神経」は末梢神経系の1つです。交感神経系と副交感神経系の2つからなり、心臓、肺、胃腸、肝臓、生殖器などにつながっています。間脳の視床下部はこれらの自律神経を通して体温や血流、呼吸など生命維持に関わる無意識的な活動をコントロールしています。

交叉支配のしくみ

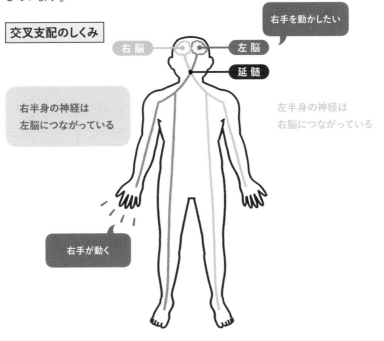

右手を動かしたい

右脳　　左脳

延髄

右半身の神経は
左脳につながっている

左半身の神経は
右脳につながっている

右手が動く

まとめ

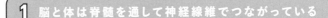

1 脳と体は脊髄を通して神経線維でつながっている

2 右脳が左半身、左脳が右半身の動作や感覚を支配

3 命に関わる活動は意識しなくても自動で制御

神経細胞ネットワークが情報を伝えるしくみ

神経系を構成する神経細胞はニューロンとも呼ばれ、複雑なネットワークを築いて情報を伝達しています。その数は大脳で数百億個、小脳で800億個以上、脳全体で1000億個以上と推測され、100年以上生きられるともいわれています。

神経細胞は、本体である細胞体と1本の軸索、複数の樹状突起を持っています。軸索や樹状突起の先端はいくつにも枝分かれしており、ほかの神経細胞とつながっています。この接合部のことをシナプスといい、神経細胞1個につき約1万個のシナプスがあるといわれています。シナプスの隙間は数万分の1mm以下で、電気信号は通ることができません。そこで、電気信号のかわりに神経伝達物質（グルタミン酸、セロトニン、ドーパミンほか100種類以上の化学物質）が使われます。

細胞体が受けた刺激は、電気信号となって軸索を通り、シナプスで神経伝達物質に変換されて別の神経細胞の樹状突起に受け渡され、ふたたび電気信号に変わって、さらに次の神経細胞へと流れていきます。この繰り返しによって、さまざまな情報が脳から体へ、体から脳へと伝わっていくのです。

軸索は、髄鞘と呼ばれる、主に脂質からなる絶縁体の被膜で覆われており、神経間の伝達速度を高速にする働きや軸索に直接伝わる軸索輸送も行っています。

情報伝達のしくみ

電気信号はシナプスで
神経伝達物質に
変換される

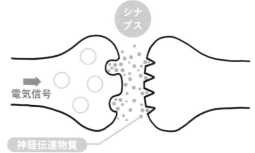

シナプス

電気信号

神経伝達物質

　脳の中には神経細胞より何種も多いミクログリア、アストロサイト、オリゴデンドロサイトなどのグリア細胞があります。グリア細胞には、神経細胞に栄養を補給したり傷を修復したりする働きがあると考えられています。マウスを使った近年の研究では、グリア細胞が突起を伸ばし、シナプスとの間の情報伝達が行われていることが明らかになってきています。

神経細胞（ニューロン）とグリア細胞

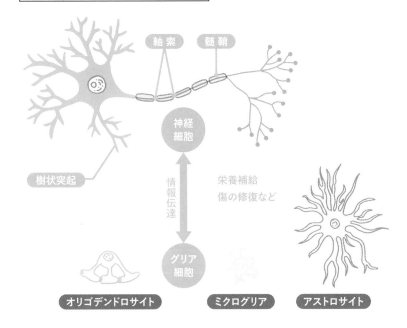

軸索　髄鞘

樹状突起

神経細胞

情報伝達

栄養補給　傷の修復など

グリア細胞

オリゴデンドロサイト　　ミクログリア　　アストロサイト

まとめ

1 神経細胞がつながってネットワークを築く

2 電気信号と神経伝達物質が情報を中継する

3 神経細胞の活動をグリア細胞が支えている

脳には
"領域"がある

脳領域の存在をつきとめた先人たちの大発見！

　大脳において特定の領域が特定の役割を担当するという考えを「脳機能局在論」といいます。

　そのもとになったのは、ウィーン在住のドイツ人医師フランツ・ヨーゼフ・ガルが1800年頃に唱えた「骨相学」でした。ガルは人の性格や能力を27に分類し、それぞれに対応する頭蓋骨の部位があると主張しました。それは「額が広い人は思慮深い」といったもので、学会では受け入れられませんでしたが、脳に異なった働きの部位があるという考え自体はヨーロッパ全域に広がりました。

　1861年、失語症患者の脳を調べたフランスの外科医ポール・ブローカが、左の前頭葉に運動性言語野（ブローカ野）を発見。1879年には、ドイツの神経学者カール・ウェルニッケが死亡した患者の脳を解剖し、側頭葉に感覚性言語野（ウェルニッケ野）を発見しました。これらの発見が、脳機能の局在性を実証しました。

　そして1907年、ドイツの神経解剖学者コルビニアン・ブロードマンが、大脳皮質をおおよそ50の領域に分けて番号をふった「脳地図」を作成。この発

見により初めて細胞集団ごとの区別が明確になりました。

　その後、1950年には、カナダの脳外科医ワイルダー・グレイヴス・ペンフィールドが、ヒトの大脳にある一次運動野と一次感覚野を人の体に対応させて詳細に描いた「ペンフィールドの脳地図」を発表し、脳研究の発展に大きな功績を残しました。そして私は2006年、これまでの脳のさまざまな概念を一般の方に正しくわかりやすく伝えるために、「脳番地」の考え方を提唱しました。(→ P.30)

脳領域研究の歩み

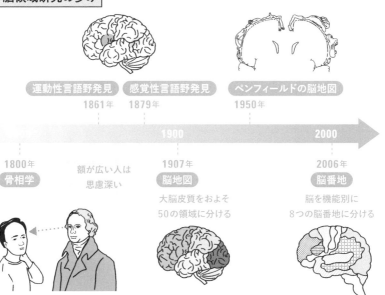

運動性言語野発見　1861年
感覚性言語野発見　1879年
ペンフィールドの脳地図　1950年

1900　2000

1800年　骨相学
額が広い人は思慮深い

1907年　脳地図
大脳皮質をおよそ50の領域に分ける

2006年　脳番地
脳を機能別に8つの脳番地に分ける

まとめ

1　「脳領域」の存在が注目されたのは19世紀

2　1800年代に「脳機能局在論」が実証

3　脳機能分布の詳細はまだ完全にはわかっていない

異なる脳領域がそれぞれ専門とする機能を分担

大脳全体の約3割を占める前頭葉には、脳の最前部にある前頭前野（前頭連合野）があり、高度な脳機能を司っています。前頭葉はそのほかに、発言や記述に関わるブローカ野、一次運動野などもあります。サルに比べて前頭葉・側頭葉の前方部・頭頂葉が大きく発達していることが人間の脳の特徴です。

側頭葉には一次聴覚野のほか、海馬や扁桃体とつながる側頭連合野、言葉の意味を理解するウェルニッケ野などがあります。ウェルニッケ野は、弓状束と呼ばれる神経線維とブローカ野でつながっており、まとめて言語野と呼ばれることもあります。言語野の約9割は左脳に位置しています。

頭頂葉には一次体性感覚野と頭頂連合野があり、全身の感覚情報を集めて統合しています。頭頂連合野には体性感覚、視覚、聴覚など複数の感覚情報が集まってきます。頭頂連合野では、情報の統合による物事、言葉の理解も行われています。

後頭葉には一次視覚野と後頭連合野があり、実際に目で見たものだけでなく、想像したものを映像化する働きや文字の認知も担っています。

人間の脳は前頭葉・側頭葉の前方部・頭頂葉が大きく発達

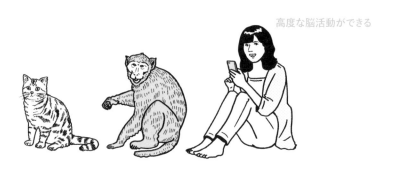

高度な脳活動ができる

　脳の機能領域はここに挙げた以外にもあります。いずれも、それぞれが専門的な役割を果たしつつ、連携し、ときには助け合いながら最善の結果を出そうと休みなく働いています。こうした脳のあり方は、まさに人間社会の縮図といえるのではないでしょうか。

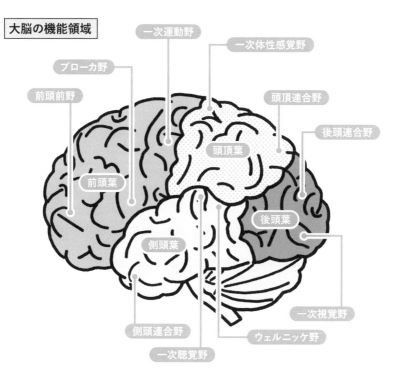

大脳の機能領域

- 一次運動野
- 一次体性感覚野
- ブローカ野
- 頭頂連合野
- 前頭前野
- 後頭連合野
- 頭頂葉
- 前頭葉
- 後頭葉
- 側頭葉
- 一次視覚野
- 側頭連合野
- ウェルニッケ野
- 一次聴覚野

まとめ

1 人間の脳は前頭葉・側頭葉の前方部・頭頂葉が発達

2 脳領域別に運動、言語、感覚などを担当

3 大脳の４つの葉が連携して機能する

脳の成長と老化

脳の重量とシナプスの数は3歳までに急増

　人間の胎児は受精後3週で脳のもとになる神経管ができ、大脳・小脳・延髄などに分化していきます。7週までには脊髄中の神経細胞が完成。大脳でも神経細胞がつくられ始めます。大脳皮質の神経細胞は生後1歳までに約1000億とピークを迎え、3歳までに大脳皮質の基本構造はほぼ完成となります。

　脳の重量は、出生時の350〜400gほどから、3歳までの間に1000〜1300gまでに増大し、神経細胞のつながりであるシナプスの数が急増。その後、16〜20歳頃までゆるやかに増加してピークに達します。3歳を過ぎると、その人の経験に基づいて膨大なネットワークが形成されはじめます。10歳から思春期のいわゆるティーンエイジャー時代には頭頂葉、側頭葉で脳内ネットワークが盛んに形成されます。少し遅れて15歳頃から前頭前野とほかの脳領域の結びつきがいっそう盛んになり、思考力や創造性がぐんぐん発達していきます。

　20歳からは、神経細胞の数こそ減少するものの、シナプスが増加して新たなネットワークが形成される"脳の伸び盛り"です。一度失われた神経細

胞は海馬など一部を除いては再生しませんが、未熟な神経細胞が成長したり、シナプスが増えて神経回路が再編成され、どんどん変化・成長していきます。これを「脳の可塑性（かそせい）」といいます。

　40代後半から残念ながら少しずつ神経細胞の老化が進行します。記憶を司る海馬は特に繊細で萎縮しやすいため、年をとって忘れっぽくなる人がいる一方、30代40代とまったく変わらない人もいたりと、50代以降は個人差がどんどん大きくなっていきます。このように、脳の成長と老化についてはまだ不明なことが多いのも事実ですが、少しずつ脳の萎縮を食い止める方法が見つかりつつあります。

脳と年齢

  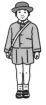 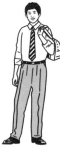 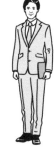 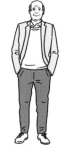

胎児	0～3歳	3～10歳	10～20歳	20歳～	40代後半～
神経細胞がつくられる	大脳皮質の基本構造はほぼ完成	経験に基づきネットワークが形成	頭頂葉・側頭葉で脳内ネットワークが形成	未熟な神経細胞が成長 神経細胞は減少するがシナプスは増加する	神経細胞の老化が進行 個人差が大きい

まとめ

1 大脳皮質の神経細胞の数は1歳までがもっとも多い

2 神経細胞間のネットワークの発達が脳を成長させる

3 年齢を重ねると脳の成長と老化に個人差が生まれる

乳幼児期〜学童期

大脳皮質の面積が増え、神経細胞のつながりが急増

　生まれたばかりの赤ちゃんの脳は成人の4分の1ぐらいの重さで、大脳皮質のシワ（大脳新皮質）は、大まかには成人並みになっています。しかし脳の領域同士を結びつけるネットワークは感覚や運動以外はほとんどできておらず、脊髄で起こる原始反射が生命の維持に貢献しています（おっぱいを飲むなど）。

　体が成長していくにつれて神経線維の詰まった白質が太くなり、あわせて神経細胞のある大脳皮質の表面積が広がります。これによって脳回（大脳皮質のシワの隆起した部分）が大きくなり神経細胞から線維が伸びて髄鞘化していくのですが、そのさまが樹木の枝の伸びる様子によく似ていることから、本書では「脳の枝ぶり」と呼ぶことにします。

　生後もっとも早くから発達するのは、前頭葉（一次運動野）、頭頂葉（一次感覚野）、後頭葉（一次視覚野）、側頭葉（一次聴覚野）の枝ぶりです。寝返り、おすわり、はいはいをしたり、母親と他人の顔を見分けて泣いたり、読み聞かせに興味を示したりするのは、脳が順調に成長していることの証です。個人差がありますが、その順序やスピードは、脳の枝ぶりの成長にほとんど比

例しています。思考や創造性、また行動の抑制に関わる前頭葉の枝ぶりは、生後5カ月ぐらいから15歳ぐらいまでは、ゆっくりと時間をかけて成長していきます。その後、青年期には急速に発達しはじめます。小さい子どもがどこでも泣き叫んだりするのは、前頭葉など脳全体が未成熟なせいで感情の抑制が利かないためです。

　脳の中でも判断力・計画性・コミュニケーション能力を司る前頭前野は特に成長期が長く、20歳を超えてからも発達し続けます。

乳幼児期〜学童期の脳

- 成人の約1/4の重さ
- 脳領域を結びつける
　ネットワークはできていない

- 前頭葉の前頭前野が
　ゆっくりと発達

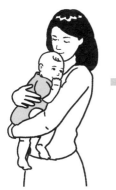
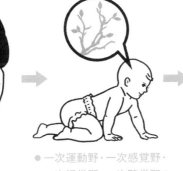
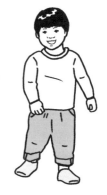

- 一次運動野・一次感覚野・
　一次視覚野・一次聴覚野の
　枝ぶりがそれぞれ発達

まとめ

1 運動野・感覚野・視覚野・聴覚野が急速に発達

2 神経細胞から木の枝のように線維が伸びていく

3 前頭葉がいちばん遅く、ゆっくり成長していく

思春期〜
青年・壮年前期

さまざまな経験を通して個性的な脳がつくられていく

　小学校高学年から高校卒業までのいわゆる思春期は、勉強や部活動、習いごと、趣味など多くの経験を通して、脳のよく使う部位と使わない部位の差が出てきます。「サッカーがうまいね」「歌が上手だね」などと親や先生にほめられればやる気になり、運動や聴覚に関する脳の枝ぶりが太くなります。反対に「向いてないよ」「下手だね」などと否定されればやる気にならず、関連する脳機能が使われないため成長が鈍ります。こうした脳のアンバランスさが、その人の個性を形づくっていきます。

　10代の脳は、前頭葉の働きをする神経細胞ネットワークがまだ完成していないため、物事の良し悪しの判断が乏しい段階で表出しやすいという特徴があります。そのため、その場の感情に左右されやすく、自分が理解したり好んだことを追い求めます。「反抗期」はこのような脳の成長過程の表れであり、ごく健常な現象です。

　脳の成長エネルギーは20〜40代に最高潮を迎えます。時間割に黙々と従う学生時代が終わり自主的に選択する経験が増える20代は、知識や記憶を蓄える脳領域が成長。脳が成熟する30歳以降は好きなこと、楽しいこ

とを続けたり経験を深めることで、物事を理解する脳の枝ぶりが発達します。

　成人の脳を育てるには「好き」「楽しい」という動機づけが重要です。とはいえ同じ脳領域ばかり使っていると脳が疲労してしまうので、好きなことをやりつつ少しだけ苦手なことにも挑戦するのがいいでしょう。適度な負荷をかけると脳が活性化し、老化を遅らせることができます。

思春期〜青年・壮年前期の脳

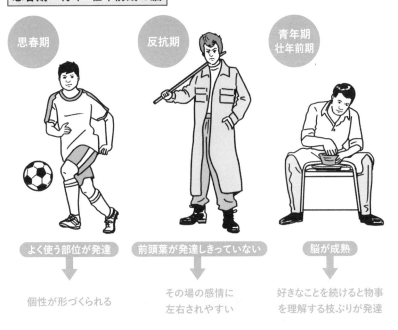

思春期

反抗期

青年期
壮年前期

よく使う部位が発達

前頭葉が発達しきっていない

脳が成熟

個性が形づくられる

その場の感情に
左右されやすい

好きなことを続けると物事
を理解する枝ぶりが発達

まとめ

1 よく使う脳部位の枝ぶりが特に成長する

2 10代の反抗期は健常な脳の現象

3 脳が成熟するのは30歳を過ぎてから

中年期（壮年後期）〜高齢期

体の老化と並行して脳の萎縮が進んでいく

　ある年齢に達したからといって神経細胞が激減することはありませんが、おおむね40代後半ごろから脳の一部は老化し始めます。その速さや程度には個人差があり、一概にはいえませんが、90歳にもなると60歳のときの脳より100gほど軽くなり、特に前頭葉・頭頂葉の萎縮が目立つようになります。

　女性の場合、50歳前後のいわゆる更年期が大きな節目となります。視床下部から下垂体を経て卵巣へ女性ホルモン（エストロゲン）放出の指令が出されるのですが、卵巣の働きが衰えて指令に応じられないため、脳がバランスをくずしやすくなります。この時期は視床下部・下垂体につながっている自律神経や内分泌系などが影響を受け、ほてり、不定愁訴、不眠など自律神経失調症に似た症状が出る場合があります。

　毎日がマンネリ化して新しい刺激が少なくなると、健康な人でも物忘れがひどくなってきます。例えば2つのことを同時にやると1つ目のことを忘れてしまい、マルチタスクが困難になります。また、加齢性の難聴や白内障により情報のインプット量が減り、聴覚や視覚の脳領域が使われなくなり衰えます。動脈硬化（血管の老化）のせいで脳の血流が減り、脳が萎縮する場合も

あります。

　いったん縮み始めた脳は時間がたつほど回復が難しくなります。人生100年時代といわれる今、脳のアンチエイジング（老化防止）はもっとも重要な研究課題です。今後、ES細胞やiPS細胞、iCS細胞などによる再生医療の研究がさらに発展すれば、新たな可能性がひらけてくるかもしれません。

　しかし、再生医療が実用化されても、改善できるのはあくまでも脳のごく一部です。全体を成長させていくのは、一人一人の生き方にかかっているため、脳が成長し、衰えにくい生活を選んでいくことが認知症予防にも大切です。

| 中年期〜高齢期の脳 | ※加齢による脳の衰えには個人差が大きい |

脳の一部が老化し始める

前頭葉・頭頂葉が萎縮

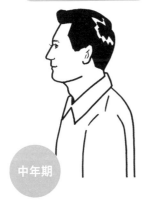

中年期

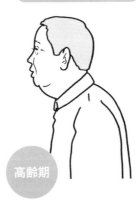

高齢期

まとめ

1 脳は40代後半から老化し始める

2 更年期障害にも脳が関係している

3 脳細胞を再生させる研究が進められている

脳は8つの分野で
できている

神経細胞の集まりにはそれぞれに役割があり連携して働く

　同じような働きをする神経細胞の集まりを、本書では「脳番地」と呼ぶことにします。左右の脳におよそ60ずつ、合計120の脳番地がありますが、その大半は大脳に属しています（脊髄、小脳、脳幹にもある）。これらの脳番地を機能別にまとめると、次の8つの系統に分けることができます。

1 思考系脳番地 …… **自発的な考えや行動を促す**

2 感情系脳番地 …… **喜怒哀楽などの感情表現に関わる**

3 伝達系脳番地 …… **コミュニケーション（意思疎通）をする**

4 理解系脳番地 …… **情報を理解し、応用する**

5 運動系脳番地 …… **体を動かすこと全般に関わる**

6 聴覚系脳番地 …… **耳で聞いたことを脳に集める**

7 視覚系脳番地 …… **目で見たことを脳に集める**

8 記憶系脳番地 …… **情報を蓄積し、利用する**

　感情系、理解系、聴覚系、視覚系、記憶系は外から情報を取り入れるインプット型。思考系、感情系、伝達系、運動系は情報を処理・加工して表現するアウトプット型の脳番地です（感情系はイン・アウト両方を行う）。

　ある機能を実行するときに、脳番地はほとんどの場合、単独で働くわけではありません。人の話を聞きながら考えているときは聴覚系脳番地と思考系脳番地が一緒に働き、ボールを追いかけるときには視覚系脳番地と運動系脳番地が同時に機能するというふうに、脳の働きはいくつかの脳番地の連携プレーによって成り立っています。

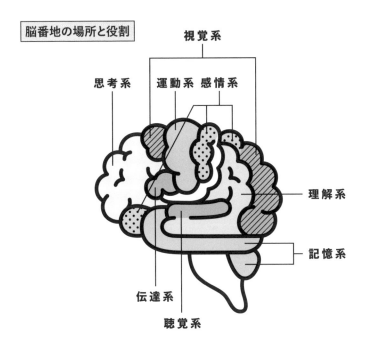

脳番地の場所と役割

視覚系

思考系　運動系　感情系

理解系

記憶系

伝達系

聴覚系

まとめ

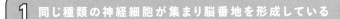

1 同じ種類の神経細胞が集まり脳番地を形成している

2 脳番地は機能系統別に、8つに分けられる

3 複数の脳番地が相互に連携して機能している

思考系脳番地

おすすめトレーニング

外出する前に「本日の目標」を立てる

身近な人の長所を3つ見つける

10分程度の昼寝をする（脳を休ませる）

やる気と集中力で目標を達成する

思考系脳番地は前頭葉の前に広く位置している前頭前野の中にあります。思考や意欲に関連が深く、判断力や集中力を使って物事を実行する機能が集まっています。

左脳側は言葉で具体的な回答を出すことに優れ、右脳側は言葉だけで表現できない映像や音楽の感想などを生み出すときに使われます。額の裏側の部分は超前頭野と呼ばれ、前頭前野の中でもっとも高次な脳機能を司り、人の脳の覚醒にも関係して、意識の高まりとともに活性化されます。

「売り上げを増やしたい」「ライバルに勝ちたい」などの強い意志をもつと、思考系脳番地は理解系、聴覚系、視覚系、記憶系の脳番地へ「必要な情報を取ってこい」という指令を出します。ですから、思考系脳番地は願望実現（引き寄せ）に重要な役割を果たしています。見つかりにくいものを探し出す、用事を済ませる際に期限を設けるなど、「ちょっと無理かも?」ぐらいの負荷をかけると思考系脳番地がより刺激され、枝ぶりが太くなります。

感情系脳番地

- ウキウキ、わくわくした経験を思い出す
- 自分へのほめ言葉をノートに書く
- 大好きな嗜好品を10日間やめてみる

長い年月を通して成長し続ける

　感情系脳番地の中心は、脳の深部にある扁桃体とその周囲で、記憶系脳番地の前にあります。喜びや悲しみを伴う経験がいつまでも記憶に残ったり、怒りや不安が高ぶると思考がおかしくなったりするのは、感情系脳番地と記憶系・思考系脳番地が密接に関わり合っているためです。

　右脳側は、他者感情をキャッチする役割を果たし、人の表情やその場の雰囲気を、言葉を使わずに受け取る際に使われます。左脳側は自己感情をつくり出す役割をします。ここが未熟だと自分のことがわからず、人前に出ると頭が真っ白になります。感情系脳番地が左右ともに弱いと、人に会うことが苦手だったり、被害者意識が強くなる、といったことが起こります。

　最大の特徴は、老化が遅く、生涯にわたって成長し続けるということです。記憶系や思考系などと連動して刺激され、脳全体の活性化にもつながります。感情系を鍛えるには、利他心をもち、自分自身を磨く工夫を継続することです。さらに、ネガティブな感情を抑圧しすぎないことも大切です。

伝達系脳番地

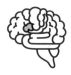

心をこめて来客をもてなす

団体競技のスポーツに参加する

出会った人と世間話をする

人にメッセージを伝えるコミュニケーションの役割

自分の気持ちや考えを人に伝えるときに使うのが伝達系脳番地です。

言葉を使う「言語コミュニケーション」は左脳側、図形や映像、ジェスチャーなど言語以外の方法で伝える「非言語コミュニケーション」は右脳側で行われます。伝達系脳番地が発達しやすい職業には営業マン、販売員、司会者、弁護士、講師などがあります。

伝達系脳番地は聴覚系と理解系の脳番地と密接につながり、音韻ループを形成し、人の話を聞いて内容を理解し、返事をするという一連の作業を共同で行っています。これらは相手の表情を読み取る（本当に伝えたいことは何か、自分の言ったことがわかってもらえたかどうか）など、視覚系脳番地とも関連しています。また、自分が発信するときだけでなく相手から情報を得ようとするときにも活発に働き、誰かのまねをするときや他人と一緒に何かを行うときにも刺激されます。つまり「つながる」「結びつける」という発想そのものが、伝達系を育てる栄養となるのです。

理解系脳番地

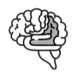

おすすめトレーニング

- 10年前に読んだ本をもう一度読み返す
- 家や部屋の間取り図と家具の配置図を描く
- 地域の清掃ボランティアに参加する

知りたい！ という好奇心が成長のカギ

理解系脳番地は、耳や目から入ってきた情報を集めて理解するときに働きます。側頭部と頭頂部にまたがり、聴覚系脳番地を取り囲むような形で広い範囲を占めています。ほかの脳番地と同じく左脳側が書かれた文字や話し言葉といった言語情報を、右脳側が図形、映像、空間などの非言語情報を処理しています。

書かれた文字や話された言葉をそのまま理解するだけでなく、小説を読んで登場人物の人間関係を推理したり、口下手な人の話から「たぶんこういうことが言いたいのだろう」と推測することも理解系脳番地の仕事です。

歳をとって「どうせわからない」とか「今さら教えてもらいたくない」と意固地になる人がいますが、そのような生き方をしていると理解系脳番地の出番がなくなり、どんどんわからないことが増えてしまいます。広く、深く理解する力を身につけるには、未知なる物事に心を開き、積極的に知ろうとする好奇心と謙虚さが欠かせません。

運動系脳番地

おすすめトレーニング

利き手と反対の手で歯を磨く

身振り手振りをつけて話す

踊りながら歌う

行動することでほかの脳番地と連携する

　頭のてっぺん（前頭葉）から左右に、カチューシャのように一次運動野が位置しています。運動系脳番地のすぐ後ろは、皮膚感覚を司る第一次感覚野があります。これらの脳番地は、すべての脳番地の中でもっとも早くから成長し始めます。

　運動系は皮膚感覚とつながりが強く、感情系脳番地ともリンクしています。赤ちゃんが生まれる前にお母さんのお腹を蹴ることができるのも、運動系脳番地の働きによるものです。

　運動といえばスポーツを連想しますが、スポーツをするときには手足を動かすだけでなく目も耳も使いますし、どこにボールを蹴るかといった判断力も必要です。ですから、運動系脳番地を発達させ、幅広く行動することで、自動的にほかの脳番地も発達します。この連動性が悪い方に働くと、「思わず手が出て人を叩いてしまった」とか「口を滑らせて暴言を吐いてしまった」ということが起こります。

聴覚系脳番地

おすすめトレーニング

街中で流れているＢＧＭの歌詞を聞き取る

風、波、鳥の声など自然の音に耳を澄ませる

ラジオを聴きながら眠りにつく

朝早く目覚めて遅くまで起きている

　左右の耳の内側部にあり、やはり右脳側と左脳側で機能が異なります。ラジオから歌が聞こえてきたとき、もっと聞こうと聞き耳を立てたりメロディーを追うのは主に右脳側、歌詞に耳を澄ませるのは主に左脳側で行われています。

　聴覚系脳番地は、理解系や記憶系の脳番地と連携して、ただ聞くだけでなく聞いたことを脳に保持したり、蓄積させたりする働きにつながっています。人の話が頭に残らないという悩みは理解力や記憶力をつけるよりも、まず聴覚系脳番地を鍛えることで解決できる可能性があります。音楽家はいうまでもなく、師匠の噺（はなし）を聞いて覚える落語家も聴覚系脳番地が発達しやすい職業です。

　目にはまぶたがありますが耳にはふたがないので、聴覚系脳番地は朝早くから夜遅くまでフル稼働しています。そんな働き者の脳番地ですが、疲れてくると音声情報がほかの脳番地に渡されず、そのまま消えやすくなります。

視覚系脳番地

おすすめトレーニング

電車の中吊り広告をすみずみまで読む

パントマイムや無声映画を鑑賞する

よく会う人の服装を観察してほめる

ただ「見る」だけでは終わらない！

　目から入ってくる情報を脳に集積させている視覚系脳番地。後頭葉にある第一次視覚野のほか、前頭葉にもあり、意図的な眼球運動に関わっています。視覚系脳番地を細かく分けると、「見る番地」「動きを捉える番地」と「目利きをする番地」の3種類があります。目利きとは、見たものの良し悪しを判断すること。ここを鍛えるにはそれなりの人生経験が必要になります。

　MRIで視覚系脳番地の枝ぶりを観察すると、10人に7人は左脳側がより発達しています。学校の成績がよかった人のほとんどはこのタイプで、文字を読むことに長けています。一方、画家やデザイナー、カーレーサーなど画像・映像・動くものを扱う人たちは右脳側の脳の枝ぶりが発達しています。

　最近、スマートフォンの使いすぎで、動きを捉える力が弱っている人が増えています。画面が小さく、眼球を動かすことがほとんどないからです。脳全体の疲労にもつながりますので、ほどほどにしましょう。

記憶系脳番地

おすすめトレーニング

毎日１０〜２０分「暗記タイム」をつくる

英語などの外国語を学習する

来週の自分の行動をシミュレーションする

思考系や感情系と深くつながっている

　側頭葉の内側部及び下部にあり、記憶の形成・蓄積に深く関与する「海馬」という器官を中心とした脳番地です。ほかの脳番地と同じく左脳は言語記憶、右脳は主に映像記憶の役割を担っています。小脳も記憶系脳番地の役割をしています。記憶系脳番地が特に発達している職業としては、通訳、翻訳家、歴史学者などが挙げられます。

　記憶には、主に人に教わったり書物を読んだりして得られた「知識の記憶」と、人生のさまざまな経験からくる「感情の記憶」との２種類があります。知識の記憶は思考系番地と深く関わり、感情の記憶は感情系脳番地と切っても切れない関係にあります。ですから、知識や感情を伴う出来事は記憶として脳に深く刻まれますが、そうでない出来事はさっさと忘れられてしまいます。

　不思議なことに、明日の会議のシミュレーションや将来こうなりたいという空想などのいわば「未来の記憶」も記憶系脳番地を刺激します。心を柔軟にして未来に思いを馳せることは、記憶力の強化にもつながるのです。

　新型コロナウイルスの感染拡大をきっかけに、リモートワークが一気に普及しました。自宅にこもってパソコンの前に座っている時間が長くなることでもっとも影響を受けるのは、通勤・移動に使われていた足を動かす運動系脳番地や行きたい方向を決める思考系脳番地です。景色の変化など外から入ってくる情報が少ないため、視覚系と聴覚系の脳番地の活動も低下しがち。一人暮らしで誰にも会わない、誰とも話さない日が続けば伝達系脳番地が使われません。また、出勤時刻の縛りがないのをいいことに朝寝坊や夜更かしをしていると概日リズム<ruby>概日<rt>がいじつ</rt></ruby>リズムが狂い、記憶系脳番地が衰えて、結局脳全体が不調になってしまいます。

　しかし、悪いことばかりではありません。オンライン会議では居眠りするわけにもいかず、脳に適度な負荷がかかって集中力が鍛えられますし、「通常の会議では緊張して発言できないが、オンラインだとリラックスして意見が言える」というタイプの脳の人もいます。また、顔がアップになるため細かい表情の変化を観察する能力が上がり、実際に会って話す以上に相手への理解が深まることも。物理的距離が離れたことでかえって脳の距離が近くなるという、興味深い現象です。ただし、1対1での話は深まっても、オンライン会議では相手の状況や雰囲気までは伝わらないため、周囲の空気を読んで判断することが難しくなります。

【第2部】
すべての答えは脳にある！

「どうして〇〇なんだろう？」──だれもが一度は考えたことのある、行動・恋愛・社会問題などの疑問。ここではその背景に「脳」と「ココロ」がどのように関わっているのかをみていきます。脳のしくみを学ぶことで自分や社会を知って、楽に生きていきましょう。

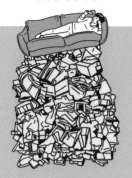

片付けられない人って
どんな人？

P44

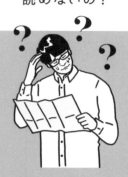

どうして地図が
読めないの？

P46

「できない……」
のはなぜ？

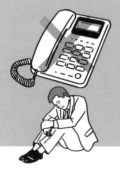

職場で電話対応が
できない人が増えた？

P48

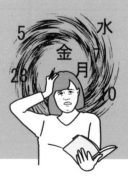

スケジュールの管理が
うまくできない！

P50

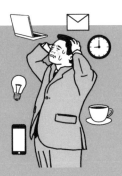

P54

マルチタスクが
こなせない！

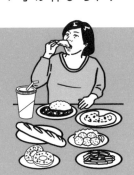

P56

お腹は空いていないのに、
つい手が伸びちゃう……

片付けられない、地図が読めない、朝起きられない……
誰にでも苦手なことがありますよね。それは才能でも努力でもなく、脳
の使い方の問題かもしれません。ここではさまざまな「できない」の理
由と解決のヒントをみていきます。

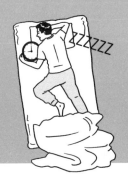

朝起きられない。
目覚ましは鳴っているのに……

P58

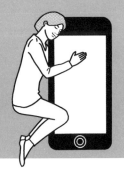

四六時中
スマホが手放せない！

P60

43

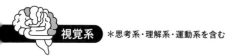
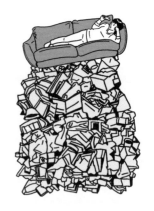

片付けられない人って
どんな人？

デスクの上はごちゃごちゃ、部屋の中はガラクタだらけ。
わかっちゃいるけど……
片付けられない原因は、脳にありました。

片付けられないのは「性格がだらしない」からじゃない！

　近年、日本を含めた先進国で「片付けられない人」が急増しています。その一因は単純に、物が多すぎることにあります。日本では特に、百均グッズなどの細々とした生活用品がほかの国々と比較にならないほど大量にあふれかえっています。加えて、高度成長期（1970年代）以前の日本全体が貧しかった時代のもったいない精神が受け継がれているため、いらない物でも壊れない限り「捨ててはいけない」という思い込みもあるようです。

　しかし、片付けられない本当の原因は精神論でもなければ性格の問題でもありません。脳のせいです。片付けをするときには、散らかり具合を目で確かめる〔視覚系〕、片付けることを決意する〔思考系〕、物の配置をイメージする〔理解系〕、ゴミ袋を出す〔運動系〕などあらゆる脳番地が使われます。そのどこかに働きの弱い脳番地があると、上手に片付けることができません。つまり、片付けられない人とは、脳番地に弱いところがある人なのです。

　片付け下手には3つのタイプがあります。1つ目がもっとも多いと考えられる「そもそも片付ける気にならない」タイプ。思考系と運動系が弱いので、

優柔不断で決心がつかず体が動きません。2つ目は「片付けがはかどらない」タイプ。どこがどう散らかっているか把握する視覚系と、空間を認知して物の配列を考える理解系が弱っています。3つ目の「片付けてもすぐ元に戻ってしまう」タイプは記憶系が弱く物の位置が覚えられないか、伝達系が弱いため家族など周囲の人に協力を頼めないのが原因と考えられます。ADHD（注意欠陥多動性障害）の人の場合、物を戻す場所がわかっていても、片付ける前に次のことに注意が向いてやりっぱなしになってしまうために、散らかることがあります。

片付けに使われる脳番地

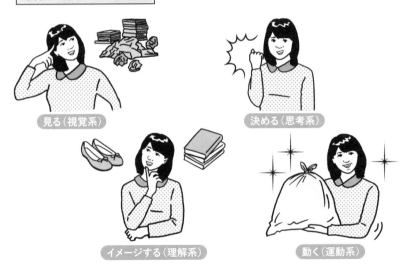

見る（視覚系）

決める（思考系）

イメージする（理解系）

動く（運動系）

＼ 片付けられない人はこんな人…… ／

デスクが散らかっていると頭の中も散らかりやすくなります。視界に余分なものが入ると集中力が落ちるため、私は案件が終わったら関連書類を目につかない場所に移動しています。

「できない…」のはなぜ？

困ったあの人の行動の謎

恋愛・結婚の謎を解く

メンタルの謎を解く

脳にいいこと・成功の謎を解く

不思議な出来事も脳で解明する！

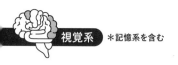

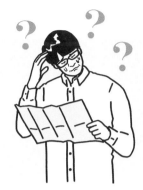

どうして地図が
読めないの？

紙の地図はもとよりスマホや車のナビ機能を使っても
目的地にたどり着けない……
はたしてその真相は？

言語野のある左脳優位＆地図を使った経験がない

　地図を読み取るときに使われる脳番地は、右脳の後頭部にある視覚系と視覚系とつながる記憶系です。道順や街並みを記憶するためには、これらの部位が十分に発達している必要があります。お年寄りがよく迷子になって徘徊してしまうのは、高齢化によって視覚系・記憶系の脳番地が衰えたため。専門用語では道順障害、街並失認といいます。

　このような記憶は「映像記憶」といって主に右脳で処理されます。しかし、言語野のある左脳が優位な人は、言葉で説明された方が理解しやすいようです。「〇〇駅のA1出口を出て右折、郵便局を左折して3つ目の信号の手前」と言葉で表現してもらえば、地図に頼ることなく目的地に行けるのです。この傾向が女性に多くみられるのは、一般的に女の子は男の子に比べて言葉を覚えるのが早く言語能力が高い一方で、映像記憶が残りにくいからです。

　地図に強くなりたければ、実際に地図をもって歩く必要があります。ある女性が「不動産屋で働き始めたら、地図が読めるようになった」という実例もあります。実体験を重ねることで脳が鍛えられたのです。

第2部　すべての答えは脳にある！

「できない…」のは
なぜ？

困ったあの人の
行動の謎

恋愛・結婚の
謎を解く

メンタルの謎を解く

脳にいいこと・
成功の謎を解く

不思議な出来事も
脳で解明する！

　山岳図や航海図を読み違えれば生命に関わる登山家や航海士をはじめ、地図に強い人の共通点は、東西南北を意識していること。前後左右という"方向"ではなく"方角"を見ているのです。

　地図に弱い人はぜひ彼らのまねをしてみましょう。「まね」と「学び」は語源が同じで、まねすることは学習の第一歩。脳にとってはたいへん喜ばしいことです。自宅の近所などよく知っている場所から始めるといいでしょう。方角を意識して地図を見ながら実際に歩いてみてください。視覚系、記憶系に加えて運動系のトレーニングにもなります。

視覚系・記憶系トレーニング

このまま北へ直進しよう

方角を意識して
歩いてみよう

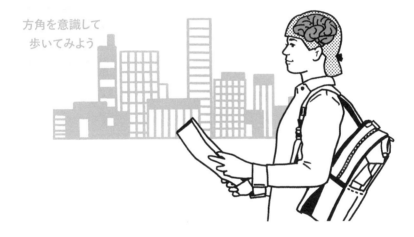

＼ 加藤先生からひと言 ／

苦手なことに劣等感や罪悪感をもつと感情系が強く働き、ほかの脳番地の働きを阻害してしまいます。誰にでも苦手なことはあるので、無理に自分だけで解決しようとせず、人に頼ることも大切ですよ。

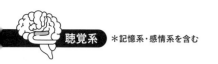

職場で電話対応が できない人が増えた？

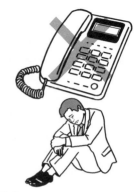

電話対応の方法なんて、学校では教えてくれません。
社会人になったら「電話もロクにできないのか」と
いわれて大ショック!?

文字を読むことに優れているがゆえ、残念なことに……

　電話対応が苦手な原因の1つに世代的なものがあります。若者の多くは
SNS経由の文字を使ったやり取りには優れていますが、音声のみのコミュ
ニケーションに馴染みがないのです。脳番地でいえば「視覚系は強いが聴
覚系が弱い」ということになります。

　聴覚系と記憶系が弱い人は、相手の言葉が頭の中に残らず、受話器を置
いたとたんに会話の内容を忘れてしまいます。メモを取ればいいのですが、
運動系が衰えていると「話しながら書く」というマルチタスクができません。
ほかの種類のマルチタスクはできるのに、電話となるとなぜかできなくなる
人も少なくありません。

　「1時間に1件なら問題なく対応できるが、電話の本数が多いとパニックに
なってしまう」という人は、理解系・思考系が弱く、ワーキングメモリー（情報
を一時的に保持して短時間で処理する能力）に負荷がかかりすぎています。

　感情系が弱い場合は、声を通して相手の心情を察知するのが難しいため、
的外れなことを言って相手を怒らせてしまうこともあります。耳から空気が

第2部　すべての答えは脳にある！

「できない…」のはなぜ？

困ったあの人の行動の謎

恋愛・結婚の謎を解く

メンタルの謎を解く

脳にいいこと・成功の謎を解く

不思議な出来事も脳で解明する！

読めないわけです。

　学校の成績がよく学歴が高い人の中には、電話対応ができない人がしばしばみられます。視覚系に優れていて読み書きを中心とする学業ではいい成績が取れるのですが、ひとりでいるのが好きな傾向があり、運動系などほかの脳番地が弱いのです。会社にこのタイプの人がいるなら、書類を扱う仕事を担当してもらうとうまくいきます。

　電話の経験を積んで脳を鍛えれば改善する可能性はありますが、先に述べたように"スマホネイティブ世代"の若者は固定電話そのものを見たことがないなど経験値がかなり低いため、早急な変化は期待できません。

聴覚系・感情系トレーニング

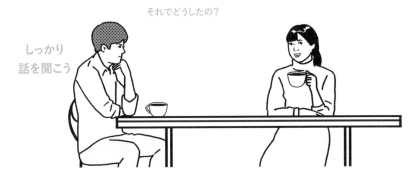

すごいね！

それでどうしたの？

しっかり
話を聞こう

＼ 電話対応ができる人はこんな人…… ／

電話にうまく対応できる人は仕事全般がデキる人。友人や家族の長話を聞いたり、特に用事のない長電話に付き合ったりすると聴覚系・感情系が鍛えられ、電話対応が上手になります。

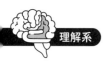

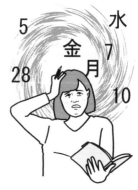

スケジュールの管理が
うまくできない！

現代人の生活は仕事もプライベートも
やらなきゃならない用事が満載。
時間配分がうまい人とそうでない人の脳はどう違う？

理解系脳番地と夜型のライフスタイルが２大原因

　もしあなたが瞬発力のある人、短時間でパッと準備ができる人ならば、スケジュールを管理する必要はありません。このタイプは、スケジュールを守ろうとすると逆にパフォーマンスが悪くなることも。「自分はスケジュール管理ができないダメ人間だ」と誤解してはいませんか？ 自己否定している人の多くは、脳の一部に苦手なところがあるという事実を極端に拡大解釈し、すべてがダメだと思い込んでいます。

　「いや、自分は瞬発力もないしスケジュール管理もできない」という場合、その原因は２つあります。１つ目は、想像力が弱くて先の予測ができないから。想像力は“推測して理解する”という理解系脳番地の働きです。ちょっと楽しいトレーニング法として、電車内での人間観察をおすすめします。見知らぬ人の服装や顔つきといった少ない情報をもとに「あの人は眠そうだけど、徹夜明けかな」「あの人たちのしゃべり方は名古屋の方言だろうか。友達ではなく同僚という感じだな」と想像を膨らませることで、理解系脳番地が活性化します（ただ、あまりジロジロ見すぎないように気をつけてくださいね）。

　2つ目の原因は、時間というものに対する意識の薄さです。このタイプは朝が弱い人が多いという特徴があります。スタートが遅いのでスケジュールがギリギリになってしまうパターンですね。遅い時刻になればなるほど脳が疲れてぼんやりしますので、タスクをこなすのが難しくなります。

　ですから、スケジュール作成においては「夜の自分を信じるな！」がキーワードです。何をおいても寝る時刻を先に決めてしまいましょう。そこから逆算して1日のスケジュールを組んでください。メールチェックなど注意力を必要とする仕事や外せない用事は、午前中に組み込むようにします。

逆算してスケジュールを組もう

今日は絶対23:00に寝る！
そのためには…
20:00 夕食
19:00 帰宅
17:00 オンラインミーティング
15:00 企画書作成
13:00 昼食
11:00 メールチェック
　　　⋮

＼ 加藤先生からひと言 ／

近場でもよいので旅行をするといいですよ。チケット手配・ホテル予約・荷造り・移動などタスクが多く時間を意識せざるを得ないので、確実にスケジュール管理がうまくなります。

「できない…」のはなぜ？

困ったあの人の行動の謎

恋愛・結婚の謎を解く

メンタルの謎を解く

脳にいいこと・成功の謎を解く

不思議な出来事も脳で解明する！

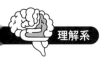

時間の枠（デッドライン）を与えると脳が活性化する

　一般的に、日本人は"始まりの時間"はきっちり守るけれど"終わりの時間"を守らない傾向があります。サービス残業があたり前という時代が長かったためか、現代でも多くの企業においてダラダラと残業したり、会議が予定通りに終わらないことがあります。フリーランスやノマドワーカーでも、夜遅くまで仕事をすることが多いと思います。

　スケジュール管理が苦手というよりも、スケジュールの作成が下手といった方が正確なのかもしれません。

　人間の脳には「時間枠（期限）を設けた方が働きやすい」という特性があります。先述の「寝る時刻を決める」というのも、この特性を利用したものです。スケジュールを組むときは、始まりより終わりを重視しましょう。

　毎日のスケジュールだけでなく、週間・月間・年間とスパンの異なるスケジュールを立ててシミュレーションする習慣を身につけると、時間の感覚が磨かれます。想像力を使うので、理解系脳番地の強化にもつながります。スマホのアプリなどでToDoリストをつくって何度もチェックしたり、10分間で出かける準備をするのもおすすめです。

理解系トレーニング

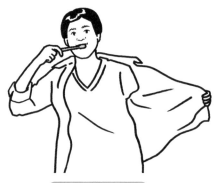

10分間で準備しよう

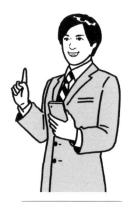

ToDoリストをつくろう

仕事より先に休みのスケジュールを確保する

　脳の特性でもう1つ大事なことは「休むと脳が活性化する」という事実です。年間スケジュールであれば旅行の日程を、週のスケジュールならジムなど体を動かす時間を強制的に入れてしまいましょう。忙しいからといって仕事ばかりでは一定の脳番地しか使われず、脳全体が疲れてしまいます。

休みのスケジュールを確保しよう

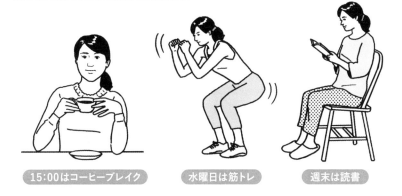

15:00はコーヒーブレイク　　水曜日は筋トレ　　週末は読書

脳に刺激を与えるために
日常を離れて旅に出よう

　旅行中は普段と違うスケジュールで動くことになるので、脳にとってはよい刺激になります。できれば3泊4日は欲しいですが、難しければ週末だけでもどこかへ出かけましょう。休み時間を捻出すること自体が脳の思考系と記憶系の脳番地トレーニングになり、結果として仕事にも好影響を与えます。

マルチタスクが
こなせない！

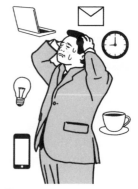

シングルタスクより大きな成果が得られるはずの
マルチタスク。なのに、頑張れば頑張るほど
結果が遠ざかるのはなぜ？

苦手な脳番地を使おうとするから無理が生じる

　マルチタスクとは「複数の課題を同時進行で」行うこと。その最たるものが楽器の演奏です。ピアノであれば両手で鍵盤を叩く・足でペダルを踏む・目で楽譜を読む・耳で音を聴く・さらに感情を込めるという、運動系・視覚系・聴覚系・感情系の４つの脳番地を同時に使う作業であり、それぞれの脳番地が互いに作用し合っています。曲に合わせて体を動かすダンス、予算を考えながら店内を歩き品物を見定める買い物もマルチタスクであるといえます。

　マルチタスクができない人には４つのタイプがあります。多くは運動系が弱いタイプで、瞬発力（反射神経）が鈍いため、すばやい対応ができません。２つ目は、聴覚が敏感なため周囲の雑音に邪魔されて集中できないタイプ。解決策としては、ラジオを流しながら仕事する、カフェで勉強するなど“気分転換しながら課題をこなす練習”をおすすめします。３つ目は「若い頃は難なくできたのに最近はどうも調子が悪い」というタイプで、記憶系の衰えが原因です。４つ目のタイプは、他人の目を意識して作業が止まってしまうというもの。感情系が弱く独自のこだわりをもっている人に多くみられます。

　どんなタイプにも共通していえるのは「苦手な脳番地を使おうとしている」ことです。誰にでも得意な脳番地と不得意な脳番地があり「聴きながら書くことはできないが、見ながら話すことはできる」など、課題の組み合わせによって得手・不得手の結果はさまざまです。

　ですから、何もかも自分ひとりで背負い込もうとしないこと。苦手なことを無理にやればミスが生じやすくなり、その修正に時間を取られて結果的に効率が落ちることも考えられます。自分の脳が苦手とする分野については、素直にまわりの人に協力してもらいましょう。

苦手なことは協力し合おう

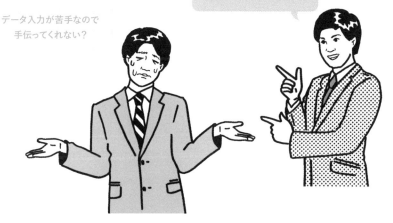

データ入力が苦手なので
手伝ってくれない？

OK！代わりに
電話対応お願いできる？

＼ 加藤先生からひと言 ／

複数課題の中のどれが完了したかを見逃さないこともマルチタスクを遂行するうえで重要です。まず、仕事の全体像と進捗状況を書き出して"見える化"してから開始するのもおすすめです。

「できない……」のはなぜ？

困ったあの人の行動の謎

恋愛・結婚の謎を解く

メンタルの謎を解く

脳にいいこと・成功の謎を解く

不思議な出来事も脳で解明する！

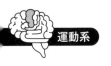

お腹は空いていないのに、
つい手が伸びちゃう……

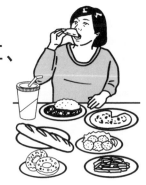

仕事中のお菓子や夜中のポテチ。
“空腹でないのに食べてしまう”という謎の行動を
引き起こす脳のメカニズムをひも解きます。

満腹中枢の問題じゃない!? 筋肉の選択ミスが原因だった!

　これは、1つのことを考えてイライラしていたり、長時間座りっぱなしで脳の覚醒が落ちているときに起こりやすい現象です。

　覚醒度が低くなったとき、脳は何か違うこと、特に運動系を使うことをしたがります。退屈な会議中に貧乏ゆすりや伸びをしたくなるのと同じメカニズムなのですが、問題は使う筋肉にあります。脚や腕の筋肉ではなく口の筋肉を使うと「食べる」という行為になる。口を動かすだけでも十分だったのが、物まで食べてしまうのです。つまり、同じ運動系を使って本来の目的だけでなくよけいなことをしてしまった、というのが真相です。

　「体を動かしたい」「口を動かしたい」という本来の欲求が「食べたい」という“偽の食欲”に変換されてしまうのです。ですから、ポテトチップスやチョコレートなどに手を伸ばしたくなったときには、「本当は何がしたい? どの筋肉を動かしたい?」と自分の脳に問いかけてみましょう。どうしても口の筋肉を動かしたいようであれば、ガムを噛む、水を飲む、おしゃべりするといった別の選択肢を考えてみてください。散歩、ランニング、スクワット、ラジオ体

第２部　すべての答えは脳にある！

「できない…」のはなぜ？

困ったあの人の行動の謎

恋愛・結婚の謎を解く

メンタルの謎を解く

脳にいいこと・成功の謎を解く

不思議な出来事も脳で解明する！

操でも十分かもしれません。

　偽の食欲を引き起こすイライラや退屈は、感情系脳番地で生まれます。感情系の暴走を抑えて運動系へ戻すトレーニングをしましょう。

　軽く目を閉じ、ゆっくりと腹式呼吸をしながら、お腹と肺が膨らんだり縮んだりするのを感じてください。肋骨の間を埋める内・外肋間筋、肺の下にある横隔膜、俗に胸板と呼ばれる大胸筋など、呼吸に関わるたくさんの筋肉が動く様子をイメージしましょう。こうして想像するだけでも、意識が感情系から運動系へ移動しますので、食べたい衝動を抑制することができます。

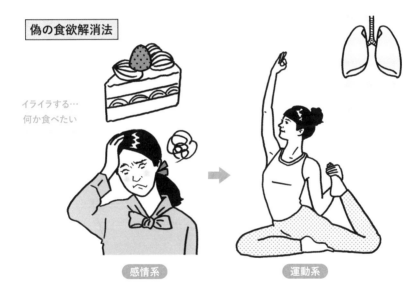

偽の食欲解消法

イライラする…
何か食べたい

感情系　→　運動系

\ 加藤先生からひと言 /

どうせ食べるならナッツやフランスパンなど堅いものを。咀嚼に筋肉を使うので、少量でも満足感が得られます。ちなみに口の運動系は頭頂部から左右におよそ4cm外側の部位にあります。

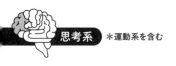

朝起きられない。
目覚ましは
鳴っているのに……

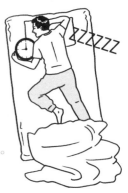

アラーム＋スヌーズのダブル攻勢でも起きられない。
「意志が弱いダメ人間だから」
とあきらめないで！

睡眠／覚醒の切り替えができず布団から出られない

　脳内で睡眠ホルモンのメラトニンが分泌されて眠りが深くなっているタイミングと目覚ましの鳴る時刻が重なっていると考えられます。深い睡眠時（ノンレム睡眠）の脳波がアラーム音という刺激を受けても変化せず、視床下部の前方にある睡眠中枢と後方にある覚醒中枢の切り替えが難しくなっているからです。多くの場合は睡眠時間が短いときに起こります。また、メラトニンが脳内に残りやすい（＝下がりにくい）体質の人は、カーテンを開けて日光を部屋に入れ明るくしましょう。

　おもしろいことに、睡眠／覚醒の切り替えができる人はココロを切り替えるのもうまく、くよくよ悩んだり後悔を引きずったりしません。やると決めたらやる、自分で自分に命令するのが上手な人であるといえます。

　脳は"最初の一歩"を踏み出すときに大量のエネルギーを消費します。したがって「布団から出る」という一見たやすい行動も、脳にとっては大きな負担となります。特に、日頃から元気がない人や疲労が蓄積しているときなどは、起き上がるだけでも疲れてしまいます。そこに脳が働かないという状態

が生まれ、ますます「起きられない」ことになります。

　脳番地をみると、睡眠不足ではないのに朝起きられない人の弱いところは左脳側の思考系。ここは自分の行動にスイッチオンの命令を出す役割なので、起きる目的を具体的に言葉にすることで鍛えられます。また、足裏のツボマッサージも効果的です。

　同時に運動系にもアプローチしましょう。目が覚めたら伸びをする、上半身だけ起こすといった小さな行動を決め、紙に書いて寝室の壁に貼ります。その動きだけでも運動系への刺激になります。このように低いハードルを設けて脳をその気にさせる方法を「ベイビーステップ」「スモールアクション」といい、コーチングや心理カウンセリングの場でも用いられています。

思考系・運動系へアプローチ

思考系
今起きれば
会社に間に合う

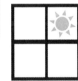
運動系
上半身だけ
起こそう

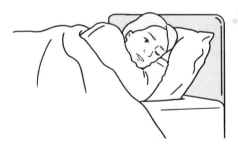

＼そのとき脳は……／

私たちは睡眠中枢と覚醒中枢が交互に活動することによって寝たり起きたりしています。睡眠中枢は視床下部の前方の視索前野、覚醒中枢は脳幹網様体と視床下部の後部が関与していると考えられています。

「できない…」のは
なぜ？

困ったあの人の
行動の謎

恋愛・結婚の
謎を解く

メンタルの謎を解く

脳にいいこと・
成功の謎を解く

不思議な出来事も
脳で解明する！

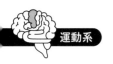

運動系

四六時中
スマホが手放せない！

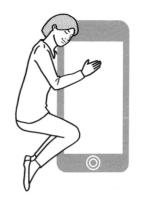

世界的な現代病であるスマホ依存。
歩きスマホによる事故も多発し、米国などでも
「スマートフォンゾンビ」といって問題になっています。

"ちょっとした最新情報"にときめく人は要注意

　現代人の生活に欠かせないツールとはいえ、スマートフォンが手元にないと不安になるようだと危険です。脳の状態としては麻薬中毒やアルコール依存とまったく同じ依存症状の始まりです。

　あることをして脳が楽しさを感じると、脳はそれを学習して繰り返す性質があります。これが習慣化のメカニズムですが、何を楽しいと感じるかは人によって違います。それがたまたまジョギングや読書なら建設的で好ましい習慣とみなされますが、お酒やギャンブルやスマホだと悪い習慣ということになるのです。

　スマートフォンにハマる脳は、ちょっと新しい情報に触れることを楽しいと感じる脳です。ニュースアプリ、SNS、動画サイトで絶え間なく更新される最新情報にわくわくするのです。スマホが普及する前は、1日中パソコンでネットサーフィンをするネット中毒が問題視されていました。また最近では子どものゲーム依存が急増しています。これらに共通する問題点は「特定の一部の脳番地しか使われていない」ことです。

第2部 すべての答えは脳にある！

「できない…」のはなぜ？

困ったあの人の行動の謎

恋愛・結婚の謎を解く

メンタルの謎を解く

脳にいいこと・成功の謎を解く

不思議な出来事も脳で解明する！

　スマホ依存によって、本来やるべき日常の活動時間がどんどん削られ、ほかの脳番地をほとんど使わなくなることが問題なのです。「画面を見るから視覚系を使うでしょ」と思うかもしれませんが、画面と目との距離が近いので眼球を動かさないうえ、猫背になって座りっぱなしですから、胸から下の体を動かす運動系脳番地はほぼ使いません。時間を忘れて没頭すれば昼夜逆転、睡眠不足で脳が休まるときがなく、さらに「三度の飯よりゲーム」となればDHAやレシチンなど脳の発育に必要な栄養素が不足してしまいます。

　スマホをもたないのがいちばんなのですが、せめて寝る2時間前になったら電源を切り、引き出しの中に片付けるなり別の部屋で充電するなりといった工夫が必要でしょう。

習慣化のメカニズム

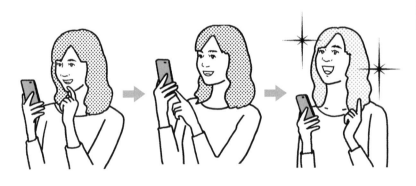

楽しい　　　　　　もっとやりたい　　　　　これがないと生きていけない

\ 加藤先生からひと言 /

「スマホに頼ると脳が衰える」「ゲームばかりしているとキレやすくなる」可能性があります。非合法ではないというだけで、やりすぎればドラッグ中毒と何ら変わりはありません。

P64

つねに周囲に
迷惑をかける人って？

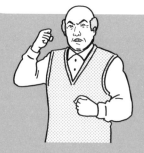

P66

モンペやモンスター上司の
行動の謎

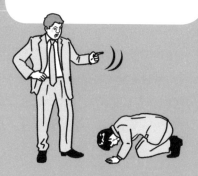

困ったあの人の 行動の謎

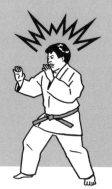

だれかれかまわず
怒る人の脳の中は!?

P68

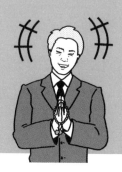

笑ってはいけない場面で
笑ってしまう人がいる

P72

P74

大雑把な人と
細かい人の違い

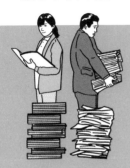

P76

悪気なく嘘をつく人の脳は
どうなっている？

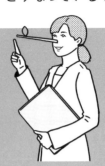

この人ってどうしてこうなんだろう……。マウンティングしてくる人、サイコパスなどの理解できない行動をとる人たち。なぜそうしてしまうのか、その理由をひも解きます。あの人の気持ちが理解できればストレスが減るかもしれません。

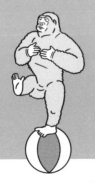

マウンティング
してくる人って？

P80

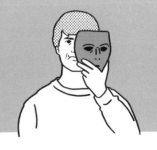

サイコパスって
どういうこと？

P82

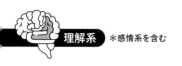

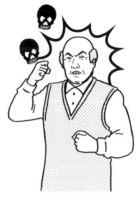

つねに周囲に
迷惑をかける人って？

その場の空気をまったく読まず、
周囲の人たちを振り回すメーワク人間。
迷惑をかけられずに済む方法はあるのでしょうか。

状況判断がヘタで迷惑をかけているという自覚がない

　よくあるのが、さんざん人の世話になっておきながら、用が済んだらお礼も言わずに消えるパターン。ひどいケースはそのあとに問題まで起こします。人格障害の一種で罪悪感が欠落しており「別に頼んでない。あんたが勝手にやったんでしょ」と本気で考えています。本人にまったく悪気がないだけにかえって手に負えないのですが、ふつうなら躊躇するようなことが悪気なくできるのですから、ある意味で活動性が高いともいえます。

　また、最近になって増えてきたのが、キレて周囲を困らせる高齢者です。その原因は加齢により感情系と理解系が衰え、周囲の状況を理解できないことにあります。さらに、思考による抑制力を感情爆発力が上回っているため怒りの感情を抑えることができなくなっています。また、加齢性難聴や白内障も怒りっぽさの原因となります。耳・目から脳に入ってくる情報が少ないために自分の置かれている状況が理解できず、そのイライラを周囲にぶつけてしまうのです。性格が悪いと決めつける前に、耳や目の病気を疑ってみましょう。

被害を受ける方としては、相手のことを「自分と同じ罪悪感や判断能力をもつ大人だ」と思わないことが大切です。罪悪感がないので感情論は通じませんし、状況判断ができない以上「空気を読む」ことも期待できません。別の角度からアプローチしましょう。「あなたは〇〇というけれど、私にとっては迷惑だから、やめてほしい」と言葉ではっきり伝えれば、案外おとなしくなるかもしれません。

このように、相手の脳の特質を理解して自分自身の見方を変えることは、あらゆる人間関係を円滑にするうえで非常に大切なポイントです。

迷惑な人にははっきり伝える

席を必要としている方がいるので詰めて座ってください

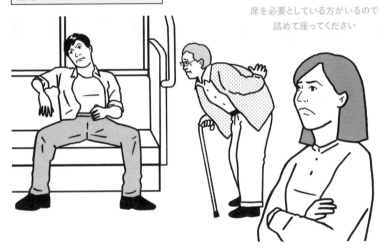

＼ 迷惑な人はこんな人…… ／

聴覚系が弱い人は、怒りっぽくなりがちです。加齢性難聴は高い音や早口の会話は聞き取りにくくなりますが、低い声でボソッとつぶやいた悪口などは聞こえるため、よけいに怒りを招いてしまいます。

「できない…」のはなぜ？

困ったあの人の行動の謎

恋愛・結婚の謎を解く

メンタルの謎を解く

脳にいいこと・成功の謎を解く

不思議な出来事も脳で解明する！

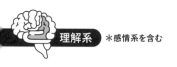
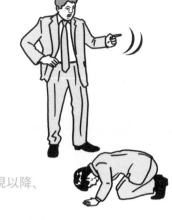

モンペや
モンスター上司の
行動の謎

2000年頃のモンスターペアレント出現以降、
増殖し続ける各種モンスターたち。
彼らの脳にはある共通点がみられるといいます。

幸せを感じられない脳が人間を怪物に変える!?

　アメリカン・コミックに登場するヒーロー、ハルクは怒りを感じると自分の意思に関係なく巨大化してしまいます。同じように、モンスター〇〇と呼ばれる人は強い被害者意識によって怪物に変身してしまいます。

　モンスター化の引き金になるのは、子どもの成績が悪い、プロジェクトが進まない、病気の治りが遅いなど、理想とは違う事実に直面したとき。自分はあくまで被害者という立場ですから「こうなった原因は自分にあるかも?」とは考えません。「不公平だ! 自分は不当に扱われている!」と信じている彼らにとって、抗議するのは当然で正当な権利。それなりに必死なのです。

　ところがモンスターの多くは理解系脳番地が弱く、自分にとって当然なことが他人にとっても当然とは限らないという事実が理解できません。相手には相手の立場があるということがわからない。加えて、自分と他人の区別がつかないほど自己認識が弱いため暴走しがちです。これには左脳側の感情系脳番地の未熟性が関与していると考えられます。人によっては、コミュニケーションを司る伝達系にも問題がある場合もあり、一方的に主張するだけ

で相手の話が聞けなくなっています。

　モンスター化の背景因子の1つは睡眠不足。眠りが浅いとストレス耐性が下がってキレやすくなります。2つ目は貧血です。血液中に含まれる鉄分はセロトニンやドーパミンという"幸せホルモン"の材料になります。貧血で鉄分が不足していると人生のあらゆる面で幸福を感じにくくなり、ささいなことで不満を抱くようになります。

　モンスターが現れたときもっとも困るのは、対応に時間を取られ、ほかの用事ができなくなること。仕事柄どうしてもモンスターと接触しなければならない場合、何時から何時までと時間制限を設けて対応するのが鉄則です。

モンスタークレーマーには時間制限を設ける

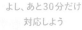

よし、あと30分だけ
対応しよう

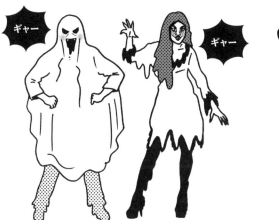

ギャー

ギャー

＼ モンスターはこんな人…… ／

モンスターなど他人を攻撃する人の脳は結局のところ、自分のことがわかっていません。自分が相手に何をいっているのかわからないから、罪悪感も存在しようがないのです。

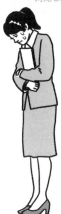

「できない…」のはなぜ？

困ったあの人の行動の謎

恋愛・結婚の謎を解く

メンタルの謎を解く

脳にいいこと・成功の謎を解く

不思議な出来事も脳で解明する！

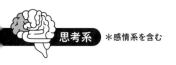

だれかれかまわず
怒る人の脳の中は!?

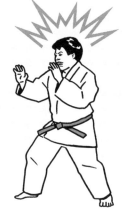

「触らぬ神に祟りなし」とはまさにこのこと。
迷惑極まりないけれど、
なぜか気になる不思議な存在ではありますよね。

前頭葉の萎縮のせいで怒りのアピールが止まらない

　駅や繁華街でたまに見かけるおじさん。通りすがりの人に向かって怒声を浴びせかけてきますが、その内容は支離滅裂で、何をそんなに怒っているのかはっきりしません。

　このような人はたいてい、お酒臭いです。アルコールを大量かつ慢性的に摂取すると脳が萎縮することはよく知られていますが、とりわけ前頭葉の萎縮が顕著にみられます。前頭葉には社会性の中枢である感情系脳番地と、物事を理知的に判断する思考系脳番地があります。アルコール依存の影響で感情の抑制が弱くなると、だれかれかまわず怒鳴りつけるといった奇行に走ることがあります。このような場合は、認知症を併発している可能性があります。

　若い頃は温厚だった人が、高齢になってから人が変わったように怒りっぽくなるケースもしばしばみられます。これは前頭葉と側頭葉の萎縮によって感情や行動の抑制ができなくなる病気で、前頭側頭型認知症と呼ばれています。高齢者が周囲に対して暴言を吐き始めたら、認知症の発症も想定しましょう。

また、聴覚系脳番地の衰えが怒りを誘発することもあります。人付き合いの少ない高齢者は、新しい情報に触れないため、頭の中が過去の記憶でいっぱいです。新しく聞いたことを記憶に留める脳のメカニズム（短期記憶／ワーキングメモリー）の問題で、新鮮な話題が理解できず、相手の発言を覚えていられないために会話がスムーズに流れていきません。そして、そんな自分に対するいらだちが相手へのやつ当たりとして表現されるのでしょう。

怒りっぽくなるしくみ

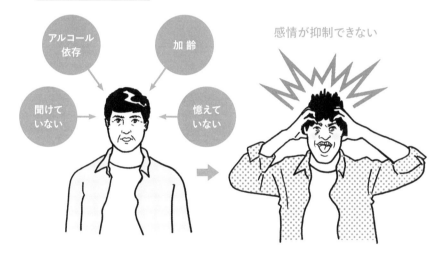

＼ そのとき脳は…… ／

外傷、ストレス、加齢、脳血管障害も脳萎縮の原因になり得ます。アルツハイマー型認知症では、側頭葉にある扁桃体の周囲と海馬を中心に萎縮がみられ、記憶障害や判断力の低下が起こります。

「できない…」のはなぜ？

困ったあの人の行動の謎

恋愛・結婚の謎を解く

メンタルの謎を解く

脳にいいこと・成功の謎を解く

不思議な出来事も脳で解明する！

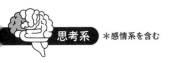

迷惑な人予備軍の自覚がある人はどうすればいい？

感情系と思考系の位置関係をわかりやすくたとえると、感情系というガスバーナーの上に思考系というやかんが乗っている状態です。問題は、感情系がもともと不安定で揺れやすいということ。ガスバーナーの炎が揺れれば当然やかんも揺れて、中の熱湯が周囲に飛び散ってしまいます。

予防策として"感情のモニタリング"をおすすめします。「残業を頼まれるとムカつく」「ペットを撫でると安らぐ」など、日常のどんな場面で感情の変化が出てくるのか、自分で自分を客観的に観察するのです。客観的な視点が身につくと、どんなときでも冷静さを保てるようになります。

モニタリングに慣れてきたら、感情が大きく揺らいだときには「とりあえず深呼吸する」というルールをつけ加えましょう。深く息を吸い、ゆっくりと15秒ぐらいかけて吐き切ります。このような意識的な呼吸は、どこでもできてお金もかからない、もっとも手軽なマインドフルネスの方法だといえます。呼吸筋を動かすために運動系脳番地が活発になり、感情系・思考系の暴走が自然に抑えられます。

これらのトレーニングは、絡まれたりやつ当たりされることが多い「被害者体質」の改善にも役立ちます。

感情のモニタリング

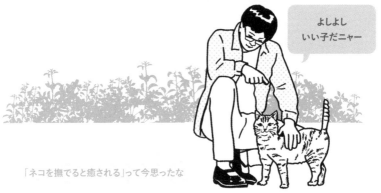

「今日は寒い」って今思ったな

よしよし
いい子だニャー

「ネコを撫でると癒される」って今思ったな

感情系脳番地を鍛えると"被害者"になることも防げる

脳には「ミラーニューロン」といって鏡のように相手の脳活動をまねする神経細胞があります。また、右脳の感情系脳番地には、他人の感情を受け取る働きがあります。右脳感情の働きが強い人は、感情を爆発させている人を見ると自分の感情も刺激されてしまいます。そうならないために左脳感情を鍛えて、動じない脳を身につけておけば、怒った人が近寄ってきても落ち着いてやりすごせるようになりますよ。

ミラーニューロンの働き

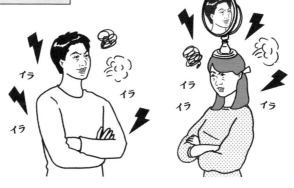

ADVICE

感情をただ見つめることが
感情系トレーニングの第一歩

感情はもともと揺れやすいものですが、感情系脳番地は生涯成長し続けることがわかっており、トレーニングを始めるのに遅すぎることはありません。怒りに限らずあらゆる感情を淡々と観察してみてください。本来どんな感情にもよい悪いの区別はありません。その感情をどう使うか、その後の行動が問題なのです。

「できない…」のはなぜ？

困ったあの人の行動の謎

恋愛・結婚の謎を解く

メンタルの謎を解く

脳にいいこと・成功の謎を解く

不思議な出来事も脳で解明する！

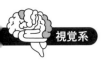

笑ってはいけない場面で笑ってしまう人がいる

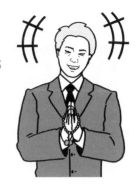

お葬式などの厳粛な席でなぜか笑いが止まらない……
頭もいいし常識もあるのに、
どうしてそんなことが起こるのでしょうか。

目で見た情報が頭の中で的確に処理されていない

　お通夜やお葬式など、笑うべきでない場面で笑ってしまう人がいます。周囲のひんしゅくを買うので、本人もきっと困っているはず。常識知らずの無礼者！ と決めつけるのは早計というものです。

　これが度を超して病的な場合は、感情失禁または情動失禁といわれる感情抑制ができない脳疾患の1つと考えられています。そこまで病的ではない場合は、視覚系脳番地の働きが弱いことが原因です。目から入ってくる情報を処理して場の状況を読み取ることが苦手な脳であるといえます。説教されている最中にニヤニヤ笑ってしまいまた怒られる子どもがいますが、これもまったく同じメカニズムです。

　このタイプの人には「見ればわかるだろ？」では通用しませんが、言葉を使って「今お経を読んでいるから静かにしてね」と聴覚系にアプローチしてあげれば大丈夫。本人も自覚しているので、お葬式などに一緒に参列するときは、気をつけてあげましょう。

　有名な心理実験で、シロクマのことを考えるなといわれた人ほどシロクマ

のことを考えるというものがありますが、これも脳の働きの１つ。「笑っちゃいけない」と思えば思うほど意識が「笑い」にフォーカスしてしまいます。ですから、黙って下を向いたまま頭の中でひたすら九九を唱えるなど、笑いの「わ」の字もないことに意識を集中させましょう。

　予防策として、視覚系の脳番地トレーニングをするといいですね。鏡をよく見て詳細な自画像を描いたり、電車の中で人間観察をするなど、意識的に目を使うよう心がけてください。

視覚系トレーニング

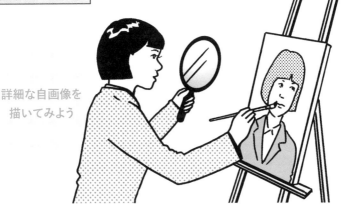

詳細な自画像を描いてみよう

\ 加藤先生からひと言 /

数年前に俳優のブラッド・ピットが相貌失認（失顔症）であることを公表しました。人の顔がみな同じに見える病気で、目で見た情報が脳内で的確に処理されないために起こるとされています。

「できない…」のはなぜ？

困ったあの人の行動の謎

恋愛・結婚の謎を解く

メンタルの謎を解く

脳にいいこと・成功の謎を解く

不思議な出来事も脳で解明する！

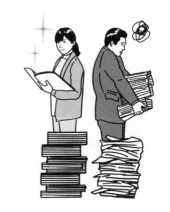

大雑把な人と
細かい人の違い

あたり前ですが世の中には本当に色々な人がいます。
おもしろいほど対照的な性格がありますが、
その違いはどこからくるのでしょうか。

個性とは得意な脳番地と苦手な脳番地の組み合わせ

　ひと言でいってしまうと「脳の発達が違う」ということです。脳番地は全部で8つありますが、さらに細かく分けると120もの脳番地が存在します。これらの脳番地が神経細胞のネットワークでつながって、互いに影響を与え合いながら働いています。人それぞれに得意な脳番地と不得意な脳番地があり、その組み合わせによって実に多くのバリエーションが生まれます。これが人それぞれの「個性」を形づくっています。

　大雑把な人の得意な脳番地は、主に運動系や視覚系、苦手な脳番地は思考系です。考えが浅く集中が続かない反面、視野が広くて多くの仕事をざっくりやることが得意なため、力仕事や営業など現場で働く仕事に向いています。神経質で細かい人は、主に思考系が強く伝達系や運動系が苦手です。こだわりが強く心配性ですが、それだけに仕事が正確で先を見通す力があります。SEや税理士などに向いているでしょう。

　短所／長所とレッテルを貼らず、自分や他人の脳の特性を見極めて有効活用する。これこそが、賢い脳の使い方です。

「できない…」のは なぜ？

困ったあの人の 行動の謎

恋愛・結婚の 謎を解く

メンタルの謎を解く

脳にいいこと・ 成功の謎を解く

不思議な出来事も 脳で解明する！

　自分の脳の特性に気づき、苦手な脳番地がわかったら、それを補うようなしくみをつくればいいのです。大雑把で集中が続かないならタイマーを活用する。15分間の作業＋5分休憩といった短いサイクルを繰り返せば、仕事の効率が格段に上がります。心配性でフットワークが重いなら、判断を保留して情報収拾に時間をかける。

　そうやって目の前のタスクに対処しながら積極的に経験を積み、自分の脳に合った方法を探していきましょう。脳は経験によって鍛えられ、死ぬまで成長し続けます。

脳の苦手分野を補うしくみ

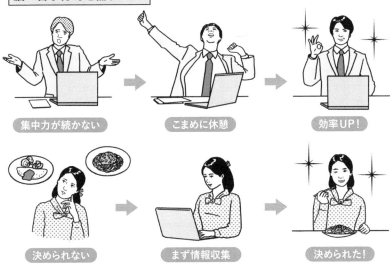

集中力が続かない　→　こまめに休憩　→　効率UP！

決められない　→　まず情報収集　→　決められた！

＼ 加藤先生からひと言 ／

脳の成長に必要な経験とは、行動・情報・栄養・環境・睡眠です。先入観やプライドを捨ててどんどん新しいことにチャレンジし、脳を鍛えていきましょう。また、脳には休息も必要です。

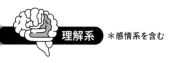

悪気なく
嘘をつく人の脳は
どうなっている？

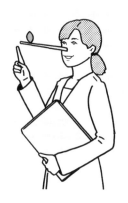

ちょっとした嘘を繰り返しつく人。
悪気はなくても周囲の人をイライラさせます。
正直になれない原因は脳にあるのでしょうか。

その場限りの応急措置としていいかげんなことをいう

　悪気のない嘘とは、その場でとっさに出てくる嘘のこと。何かのお誘いに気が乗らないとき「先約があるので」と断るのも、上司に孫の写真を見せられたとき「かわいいいですね」とほめるのも、悪気のない嘘の1つです。飲み会などで場を盛り上げるために話を盛る（事実を大げさに脚色して話す）のも、こうした嘘の一種といえます。

　要するに、悪気のない嘘とはその場しのぎでつく嘘なのです。サイコパス（➡P.82）や詐欺師がつく嘘と違って損得勘定や計画性、具体的な目的（実利）がありません。また、サイコパスは嘘をついたことを決して後悔しませんが、無邪気な嘘つきは後になって悔やむことがよくあります。

　見栄をはるための嘘も無邪気な嘘の1つ。実際にはお金がないにもかかわらずお金があるふうに装ってしまうのは、「これが私」という自己認識がズレているからです。このように自己認識力が弱い脳では、理解系脳番地の働きが鈍くなっています。自分のおかれている状況や、行動を正しく理解できていないのです。

「できない…」のは
なぜ？

困ったあの人の
行動の謎

恋愛・結婚の
謎を解く

メンタルの謎を解く

脳にいいこと・
成功の謎を解く

不思議な出来事も
脳で解明する！

　サイコパス傾向があり計画的な嘘がつける人は、お金が欲しければ罪悪感をもつことなく、平気で他人を騙したり会社のお金を横領したりできます。一方、悪気のない嘘をつく人は罪悪感を保持できているので、積極的に悪事を働こうとはしません。お金がなくなるとその場しのぎで嘘をつき、悪いと思いながらも嘘が嘘を呼んでしまい、結局どうしようもなくなって借金がかさむだけです。これはモラル（道徳観）の問題で、単に理解系脳番地が弱いだけ。寸借詐欺ぐらいはするかもしれませんが、根っからの悪人である可能性はいたって低いと思われます。

悪気のない嘘をつく人

本当は1回しか会ったことないけど　　　また嘘ついちゃった

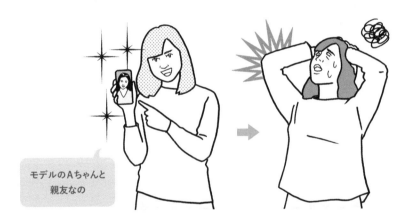

モデルのAちゃんと
親友なの

＼ そのとき脳は…… ／

理解系脳番地に加え、左脳側の感情系脳番地も自己認識に関わっています。この脳番地の発達が強すぎると、自己愛が過剰なナルシストになりやすい傾向があります。

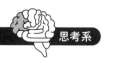
カギを握るのは前頭前野？ 謎多き嘘のメカニズム

　心理学では「誰でも1日200回嘘をつく」といわれ、2歳未満の子どもで すら"嘘泣き"ができることがよく知られています。これは、とっさに相手の 興味を引くためと考えられます。同じように、大人でもとっさにつく嘘があり ます。聴覚記憶が弱く聞いたことを正確に伝えられず、取り繕うためにでま かせをいうのです。聴覚記憶が弱い人は少なくなく、実際に周囲に「嘘つき」 だと思われている人もいます。ただ、残念ながら現時点の脳科学では、嘘を つくメカニズムのすべてが解明されているとはいえません。

　また、嘘をついているときと、正直に話しているときの脳活動に違いがある ことはわかっています。2009年にハーバード大学のグリーン教授らが行っ た実験では、不利益が生じる状況で正直になるか、嘘をつくかでは、嘘をつ く方が前頭前野が活発化することが報告されました。前頭前野は高次脳機 能を司る部位で、思考系脳番地・伝達系脳番地・感情系脳番地があり、社会 性や論理性に深く関連しています。本人に利益があれば、脳に負担がかか っても嘘をつけることを示唆しています。

　脳の異常によって嘘をついてしまうこともあります。「虚言癖」は、統合失調 症や演技性パーソナリティ障害など精神障害の範囲に入ります。また、アル コール依存症や認知症では記憶障害の一種である「作話」もよくみられます。

嘘をついているときの脳

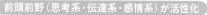
前頭前野（思考系・伝達系・感情系）が活性化

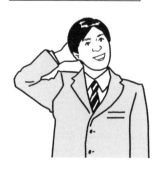

そのスーツ似合うね
（嘘だけど）

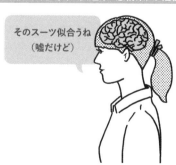

ありのままの自分を見つめてプロフィールを書いてみる

　自分の嘘つき傾向を改善したい場合、自己認識を高めるために「自己PR」を書いてみましょう。世間的な判断基準にとらわれず、あらゆる角度から自分の特徴を探してみます。変わった趣味でも役に立たない知識でもいい。自分らしさに気づけば気づくほど、嘘をつく必要がなくなっていきます。

「できない…」のは
なぜ？

困ったあの人の
行動の謎

恋愛・結婚の
謎を解く

メンタルの謎を解く

脳にいいこと・
成功の謎を解く

不思議な出来事も
脳で解明する！

自分を知ろう

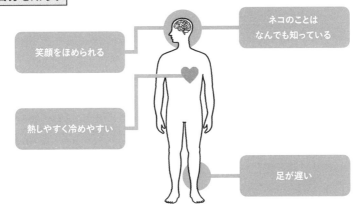

笑顔をほめられる

ネコのことは
なんでも知っている

熱しやすく冷めやすい

足が遅い

ADVICE

**継続的なトレーニングで
自己認識能力を高めよう**

　自己PRが書けたら、数カ月ごとに見直して更新するといいでしょう。もともと理解力が高い人でも自己認識ができていないことが意外に多いです。また、その内容を誰かに伝えてみてください。相手の反応が新たな気づきにつながり、理解力がさらに鍛えられます。

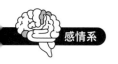

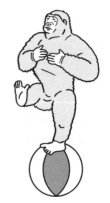

マウンティング
してくる人って？

ブランド品を見せびらかしたり自慢話ばかりして
周囲を嫌な気持ちにさせる人たち。
その目的と心理を脳の観点からみてみましょう。

相対評価に頼らなければ自分のよさがわからない

　人間の脳には「自分をわかろう」とする性質があります。自分を理解するための具体的な方法としてもっとも簡単なのは、自分と他人とを比較すること。私はあの人より背が高い、家族の中でいちばん太っている、同期より高い給料をもらっている、結婚したのが親友より遅かった……などです。

　比較は相対評価ですから、優劣の差が生じます。優れたところは賞賛されるべきなのですが、日本人は言葉で人をほめるのが苦手な傾向にあります。ほめられなければ「自分はダメなの?」と考えてしまい、頭の中が自己否定でいっぱいになってしまいます。その苦しみから逃れるために、自分より"格下"の相手を探して比較し、自分の価値を高めようとします。

　それだけならいいのですが、潜在的な自己顕示欲が強いと、他人からの賞賛を求めて「見せつける」という行為──マウンティングが発生します。裏を返せば、自分で自分を認めることができないということ。マウンティングをする人は自己認識力が弱く、他人の評価に振り回されているのです。

　この人たちは結局、賞賛というエサに飢えているわけですから、ほめたりし

て本人が満足すればおとなしくなります。

　問題なのは満足せずにエスカレートしていく人です。精神や人格に異常がある場合には、ほめすぎると依存してくる危険性があるため注意が必要です。また、このような人には、自分の立場が確実に高くなるような集団を探し出す独特の嗅覚があり、ママ友グループや職場のプロジェクトチームなど特定のグループ内でマウンティングを繰り返します。罪悪感が欠落しており、経歴詐称をする人もよくみられます。

マウンティングする人の頭の中

私より先に結婚したから「上」だ

私より給料が低いから「下」だ

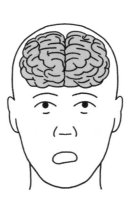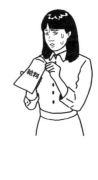

＼ 加藤先生からひと言 ／

ある大富豪の女性を知っていますが、彼女は決して自慢をしません。彼女はしっかりと自分をもっているので、他人と比べて自慢やマウンティングをする必要がないんですね。

「できない…」のはなぜ？

困ったあの人の行動の謎

恋愛・結婚の謎を解く

メンタルの謎を解く

脳にいいこと・成功の謎を解く

不思議な出来事も脳で解明する！

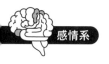

サイコパスって
どういうこと？

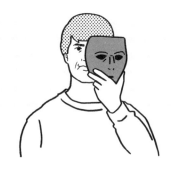

かつてサイコパスといえば小説やドラマにおける
殺人鬼の代名詞でしたが、
最近は実生活でもよく使われるようになりました。

目的のためには手段を選ばず他人をコントロールする

　サイコパスとは医学的には「反社会性人格障害」と診断され、際立った特徴があります。彼らの多くは雄弁で、言葉で他人を精神的な支配下におき操ろうとします。また逆に、自分に従わない人を避けようとします。社会的に成功している人の場合は地位や財産が隠れみのになり、反社会性が打ち消されて周囲からはサイコパスだとわかりませんが、家族などからは次第に気づかれるようになります。

　サイコパスの脳は、個人差はありますが、一般的に他人感情と自己感情が弱いために罪悪感や共感性がなく、それを巧みな言葉でカバーし善人を装っています。そして、「お金を手に入れる」などの明確な目的が加わると、「見つからなければなんでもやっていい」という独特の行動原理が生まれます。彼らは欲しいものをあきらめることが困難で、非常に計算高く目的を遂げていきます。

　サイコパスの行動とは"他人を操る"ことなので、犯罪に手を染めても証拠が少ないです。短期的な計画性においては優秀ですが、一方で長期的に

第2部　すべての答えは脳にある！

「できない…」のはなぜ？

困ったあの人の行動の謎

恋愛・結婚の謎を解く

メンタルの謎を解く

脳にいいこと・成功の謎を解く

不思議な出来事も脳で解明する！

みた自分の考えのほころびに気づきにくいという特徴もあります。

　実際に調べてみると、サイコパスが立てる計画は脳の一部しか使われていないためつねにワンパターン。また、一対一の勝負では異様に強いけれども集団で反撃されると弱いという弱点があります。危険を察知したら、司法に訴えるなどできるだけ表ざたにする覚悟が必要です。複数の人に周知しながら進めることがサイコパスの犯罪をくいとめる原則です。

　一度サイコパスに支配されると抜け出すのはかなり時間がかかり困難です。彼らは必ずなんらかの目的をもって近づいてきます。「この人はなぜ私と一緒にいたがるのか？」と考えてみて、怪しいと思ったら迷わず逃げましょう。

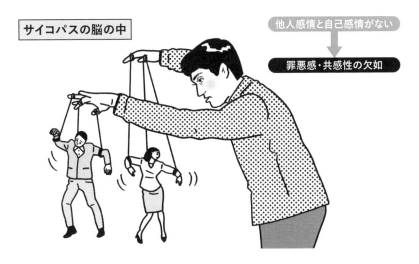

サイコパスの脳の中

他人感情と自己感情がない

↓

罪悪感・共感性の欠如

＼ 加藤先生からひと言 ／

サイコパスには嫉妬心が強いタイプやDVにより相手を思い通りにしようとするタイプなどがいます。嘘をついて人を操った成功体験が多いため、自信満々で嘘をつくのもサイコパスの特徴です。

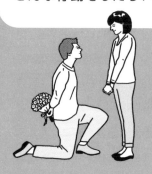

P86

付き合うまであと一歩、
どんな行動をしたらいい?

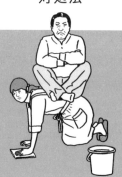

P90

亭主関白な夫への
対処法

恋愛・結婚の
謎を解く

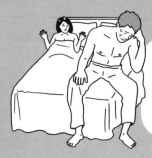

最近Hに興味がわかない。
どうしたらいい?

P92

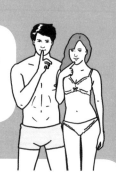

草食系といわれる人の
脳の中

P96

不倫にハマる人の脳、
浮気とは違うの?

P98

P100

恋愛に依存して
しまうのはなぜ？

P104

恋愛すると
綺麗になるって本当？

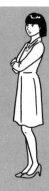

P106

倦怠期って何？
脱出方法はある？

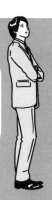

永遠のテーマである恋愛・結婚。恋人未満の異性へのアプローチ方法
や倦怠期の乗り越え方などを脳とココロの働きから学びましょう。また、
草食系や不倫をしてしまう人などの脳では何が起きているのかを解説
します。

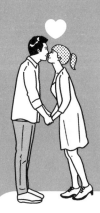

ダメな男にばかりハマって
しまうのを抜け出したい

P108

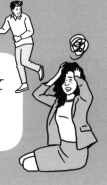

すごく好きだったはずなのに、
急に冷めてしまうのはなぜ？

P110

嫉妬深く独占欲が
強い人のココロの中

P114

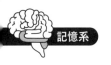

付き合うまであと一歩、どんな行動をしたらいい？

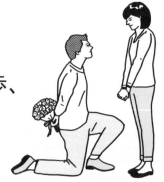

友達以上恋人未満のもやもやした感じ、
なんとも歯がゆいものですね。
ふたりの仲を進展させる打開策はないものでしょうか。

同一の記憶を共有することで脳の距離感が縮まる

　それなりに仲はいいけれど恋人になりそうでならない……というのは、心理的な距離（親密度）がはっきりしていない状態といえます。心理的距離は脳の距離でもあり、情報交換によって縮めることができます。

　情報交換とは会話のこと。メールやSNSによる文字だけのコミュニケーションも含めて、会話が成立している限り脳の距離は保てています。口下手であろうと地球の裏側に住んでいようと、脳の距離さえ離れなければふたりの仲は必ず進展します。

　さらに望ましいのは、ふたりで一緒に行動することです。食事に行く、散歩する、どこかに遊びに行くなどふつうのデートでもいいのですが、できれば会社のプロジェクトやボランティア活動など"共に何かを成し遂げた記憶"をつくるのがベストです。

　脳にとって記憶は会話と同じく"情報"の1つです。ふたりの脳に共通の情報が増えれば増えるほど、相手のことを考えたり「好きなのかも？」と思ったりする頻度が高くなります。

恋愛に限らずどんな人間関係においても「自分と相手をよく知ろう」と意識することが大切です。先入観をもたずに観察しましょう。自分の脳を知り、相手の脳を知ったうえで「この人は運動系脳番地が弱いから、テニスより食事に誘った方がいいだろう」「この人は視覚系脳番地が強そうだから、アートの話をふってみようか」というように"相手の脳に歩み寄る"つもりで付き合うこと。初対面の相手とたちまち打ち解けられる人、明石家さんまさん、中居正広さん、黒柳徹子さんのようなトークの達人たちは、こうしたことを無自覚にやっているのだと思います。

相手の脳に歩み寄る

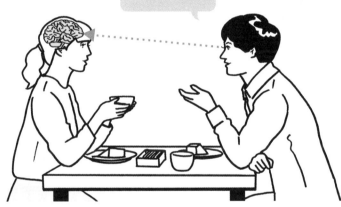

今度フットサル一緒にやらない？

この人は運動系が強そうだな

\ 加藤先生からひと言 /

脳からみて女性は聴覚、男性は視覚が優れている傾向があります。意中の人が聴覚派ならメールより電話で愛を伝える、視覚派なら贈り物など目で見てわかる愛情表現を心がけましょう。

「できない…」のはなぜ？

困ったあの人の行動の謎

恋愛・結婚の謎を解く

メンタルの謎を解く

脳にいいこと・成功の謎を解く

不思議な出来事も脳で解明する！

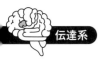

相手の脳に刺激を与え、伝わりやすい表現を工夫する

　友達としての付き合いが長いのであれば、お互いの脳が慣れてしまっているはずです。倦怠期（➡ P.106）と同様、刺激が必要ですね。

　脳にとって刺激になるのは、想定外の出来事です。もっともハードルが低いのは髪型や服装を変えること。外見と中身のギャップが大きければ大きいほど、脳に与えるインパクトが強くなります。あえて自分の弱みを見せるという手もあります。恋人一歩手前まで信頼関係が築かれているのですから、思いきって自分のダメなところを自己開示してみましょう。

　自分の気持ちを伝えるには「好きです、付き合ってください」とストレートにいうのがいちばんです。ただ、日本人にはシャイな人が多く、文化的にも言葉で伝えずに相手に察してもらうことを期待してしまうという傾向があります。

　しかし、視覚系が弱い人に「見ればわかるでしょう」は通じません。相手の脳の不得意分野に負荷をかけているわけですから、脳科学の観点からいわせてもらえばたいへん不親切で傲慢ですらあります。相手の脳を知り、相手の脳に合わせることを忘れてはなりません。

想定外の出来事で相手の脳を刺激

2 弱みを見せる

お料理失敗しちゃった

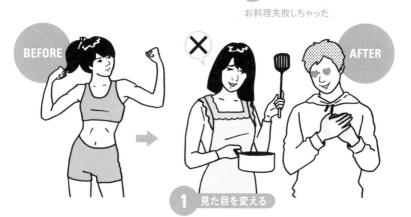

BEFORE

AFTER

1 見た目を変える

わかってくれない！ と責めるのではなく、それを受け入れる

距離が縮まらない場合、相手の脳が感じている距離感と自分の感じ方に差があるのかもしれません。まずは、お互いの接点を増やす工夫をしましょう。このとき大切なのは、相手を変えようとしないこと。自分の先入観を捨て、相手の脳の特性を丸ごと認めて尊重しましょう。そのうえでもう一度自分の気持ちを伝えてみてください。

相手を変えようとしない

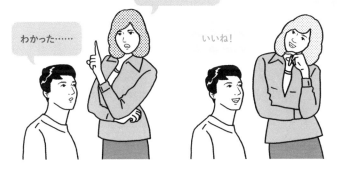

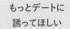

相手が見てほしいように 見てあげられているか？

自分の気持ちを伝えたときの相手の反応が、距離感を測る目安となります（嬉しそうなら近く、戸惑っていたら遠い）。

ふたりの関係性を進展させたいなら、相手がしてほしいことにも自分が合わせていく努力をしてみましょう。

「できない…」のは なぜ？

困ったあの人の 行動の謎

恋愛・結婚の 謎を解く

メンタルの謎を解く

脳にいいこと、 成功の謎を解く

不思議な出来事も 脳で解明する！

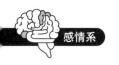

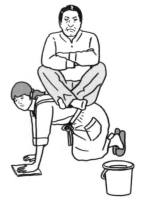

亭主関白な夫への対処法

黙って俺のいうことを聞け！
昭和のにおいがプンプン漂う亭主関白。
時代遅れといわれながらもしぶとく生き残っているようです。

自分の言動を客観的にみていない夫の脳

　辞書による亭主関白の定義は「夫が関白のように家庭内でいばっている様子」です。江戸幕府が儒教を奨励してから戦後まで長く続いた家父長制度のなごりだといえますが、現代人の感覚では男女差別といわれてもしかたがないでしょう。

　共働きがあたり前の現代と違い、夫がヘトヘトになるまで働いて稼いだ給料をすべて家に入れていた時代には、せめて茶の間でだけは"お殿様"気分でいたいという夫のいい分にも、それなりに根拠がありました。また、亭主関白が文化として根付いている地域もあります。

　亭主関白な夫の脳をみると、自己認識が弱い場合が多いです。自分の言動を客観的にみていないので、妻に対してえらそうな態度をとっていることに気づきません。

　こういう脳は、自分を否定する言葉を受け付けることができません。人によっては、仕事が忙しすぎて自分や家庭を振り返る時間がないこともあるでしょう。

ちなみに、上げ膳据え膳でいばっている夫は、家でほとんど脳を使わないので退職するとボケやすいです。妻はぜひ、夫が趣味をもつように仕向けてください。夫婦それぞれに趣味をもち、適切な距離を保つのがよいでしょう。

亭主関白な夫との付き合いかた

それぞれに趣味をもち、適切な距離を保つ

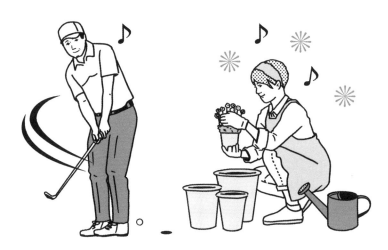

＼ 加藤先生からひと言 ／

上げ膳据え膳でいばっている亭主関白の夫は、家のことをやらない分だけ年をとって退職したらボケやすいので気を付けましょう。

「できない…」のはなぜ？

困ったあの人の行動の謎

恋愛・結婚の謎を解く

メンタルの謎を解く

脳にいいこと・成功の謎を解く

不思議な出来事も脳で解明する！

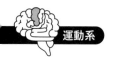

最近Hに
興味がわかない。
どうしたらいい？

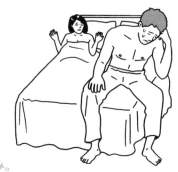

したいのにできないのではなく、
そもそもする気にならないという悩み。
年齢を問わず、ここ数年で増加傾向にあるようです。

睡眠不足と運動不足がセックス嫌いを助長している!?

　2002年から2016年までに一般社団法人・日本家族計画協会が3000人を対象に行った「男女の生活と意識に関する調査」で、「セックスをすることに関心がない、嫌悪している」と答えた人の数が、男女とも大幅に増加していることがわかりました。しかも、もっとも性欲が強いと思われる20代でセックスを敬遠する傾向が顕著にみられ、その理由として多かったのは「面倒くさい」でした。子どもは欲しいけれども性交はしたくないという夫婦の悩みもしばしば聞かれるようです。

　インターネットやSNSの発達で人と人との交流機会が増えているにもかかわらず、男女の性交にまで及ばない理由は、人々の興味の対象が性欲を満たすことから離れているからだと考えられます。性欲がわかない原因を脳に求めるならば、男性ホルモン（テストステロン）の減少ということになります。これはほとんどの場合、睡眠不足が原因です。また、人の視覚系脳番地が劣化しているためではないかとも考えられます。

　視覚から入ってきた情報は、扁桃体や視床下部を通じて性欲中枢を刺激

します。しかし、見る力が衰えていた場合、性欲中枢が十分に刺激されません。

　一般に、性欲が増すのは激しく動き回った直後だといわれますが、これは脳をみれば一目瞭然です。運動系脳番地の中でも足（脚）を担当する部位が頭頂部にあり、そのすぐ内側に性器の運動を司る部位が位置しています。さらに、皮膚感覚を感知する感覚野も隣接しています。つまり、脳の中では足とセックスが密着しているわけです。したがって、足を動かすこと、あるいはマッサージ（特に内側）をすると、性的興奮を呼び覚ますことができます。恋愛映画によくある、男女がテーブルの下で足を絡ませたり隣に座って太ももに手を置くシーンは、脳科学的に正しいのです。

足を動かして性欲中枢を刺激

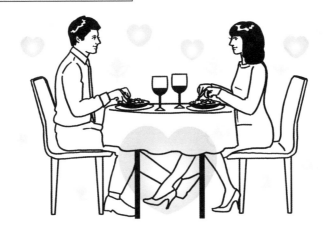

＼ 加藤先生からひと言 ／

人間の臓器はそれぞれ独自の1日のリズムをもっています。生活パターンが生殖器のリズムとズレているため都合のいい時間帯に性欲がわかない可能性も考えられます。

「できない…」のはなぜ？

困ったあの人の行動の謎

恋愛・結婚の謎を解く

メンタルの謎を解く

脳にいいこと・成功の謎を解く

不思議な出来事も脳で解明する！

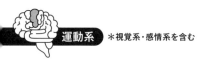
よく眠り、顔を上げ、背筋を伸ばして眼球を動かす

　外の世界に対する興味や関心が薄い、すなわち社会的内向性の強い人が増えていることも、セックスに淡白になる原因と考えられます。多くの人は情報の入り口として視覚を主に使っていますが、1日のほとんどを下向き加減でスマホばかり見て過ごしていれば、たとえ目の前に裸の美女や好みのイケメンが現れたとしても目に入らず性欲のわきようがありません。

　以上のことから導き出される改善策は3つです。1つ目は「質のよい睡眠を7時間以上とる」こと。2017年度国民健康・栄養調査結果の概要（厚生労働省）によると日本の20歳以上の男女の約75％が平均睡眠時間7時間未満なのです。これでは睡眠をとるのが精一杯で性交する時間が確保できません。夜型の生活習慣を改め、睡眠障害があれば医療機関を受診しましょう。

　2つ目は「運動量を増やす」こと。ランニングなどで筋力をつけるだけでなく、姿勢を整えることも大切です。立っているときも座っているときも背筋を伸ばしていれば自然と体幹が鍛えられます。また、目線が高くなり視野が広がるので、3つ目の改善策である「視覚系脳番地の強化」につながります。周囲を見て、美しいものや魅力的なものを脳に送り込み、視覚の感度をアップさせましょう。

姿勢を整えよう

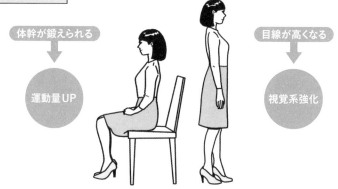

体幹が鍛えられる → 運動量UP

目線が高くなる → 視覚系強化

触れ合うことを気持ちいいと感じられるようになる

　先ほど少し触れた皮膚感覚ですが、これは感情系脳番地とリンクしています。セックスを嫌悪する人の多くは肌が触れ合う感覚を脳が不快と判断しているのでしょう。ふわふわのタオル、すべすべした生地の寝具、柔らかいぬいぐるみなどに触れて、心地よい皮膚感覚を脳にインプットしてください。

皮膚感覚を鍛えよう

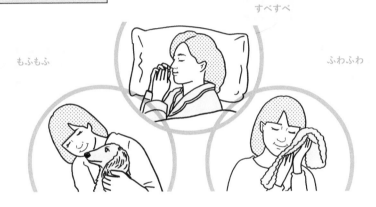

すべすべ

もふもふ

ふわふわ

ADVICE

女性ホルモンの働きで 性に淡白になることも

　女性の脳は不思議なもので、妊娠するとホルモンの働きによって男性・女性を超えた“母性”に変わります。出産後セックスに興味を失う女性が多いのは自然のなりゆきなのですが、セックスレスを解消したいなら、夫婦ふたりだけの時間を意識的につくるようにしましょう。

「できない…」のはなぜ？

困ったあの人の行動の謎

恋愛・結婚の謎を解く

メンタルの謎を解く

脳にいいこと・成功の謎を解く

不思議な出来事も脳で解明する！

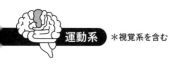

草食系といわれる人の脳の中

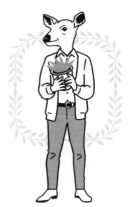

20年ほど前に突如現れ、
たちまち恋愛市場を脅かす存在となった草食系男女。
その謎めいた脳をひも解いてみましょう。

幼少期の遊び方の変化が脳を草食化させていた！？

　草食系の脳機能については、残念ながら十分なデータが揃っていないため現段階で確かなことはわかっていません。

　ただ、1ついえることは、運動系脳番地との関連性です。最近は雑巾しぼりのできない子どもが増えたといいますが、握力に限らず全体的に子どもの筋力が低下しており、生命力そのものが弱まっているのではないでしょうか。

　かつての少年たちは自然が遊び場で、木に登ったり川に飛び込んだり、遊びを通して運動系を鍛えていました。今はスマホやゲームばかりで手は動かしても足腰など体全体を動かしませんから、体力的に女の子と差がありません。男女の性が均一化しているために、異性を見ても異性としての魅力を感じにくいのかもしれません。

　運動不足は「恋愛なんて面倒くさい」「セックスに興味がわかない」といった草食系独特の心理にも大きく関係しています。なぜなら、やる気になるために必要なホルモンであるドーパミンは、実際に体をリズミカルに動かすことで分泌されるからです。

　ダンスなどリズミカルに体を動かすときには、運動系脳番地のほかに視覚系脳番地も使われます。草食系男女はおそらく慢性的な運動不足で意欲がわかず、興味のあるものを主体的に見る視覚系（とりわけ動体視力）の働きも弱く、異性の姿が目に入ってこないのではないかと思われます。

　こうした場合、脳の中では「興味がないから見ない」というより「見ないから興味がわかない」という現象が起きていると考えられます。カリフォルニア工科大学の認知神経科学者・下條信輔教授は、実験で明らかになったこの現象を"視線のカスケード現象"と名付けました。

運動系・視覚系トレーニング

体と目を動かして
ドーパミン分泌UP

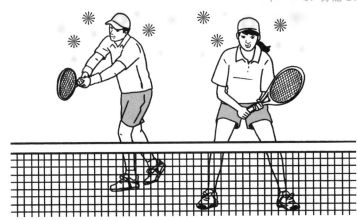

＼ 加藤先生からひと言 ／

運動系と視覚系の脳番地のトレーニングには野球やサッカー、テニスなどボールを使ったスポーツがおすすめ。協調運動障害（不器用、どんくさい）の防止・改善にもなります。

「できない…」のはなぜ？

困ったあの人の行動の謎

恋愛・結婚の謎を解く

メンタルの謎を解く

脳にいいこと・成功の謎を解く

不思議な出来事も脳で解明する！

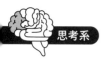

不倫にハマる人の脳、浮気とは違うの？

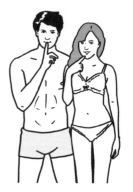

あんなに綺麗な奥さんがいるのに、
あんなに素敵な彼氏がいるのになぜ二股？
その疑問を脳という観点から眺めてみましょう。

勉強熱心な神経細胞が成長したくて浮気に走る

　夫や妻がいる人の不倫も、恋人がいる人の浮気も、根本的には同じです。脳にとっては、どちらも"非日常"であることに違いはありません。

　配偶者や恋人と付き合い始めて間もない頃は「この人はどういう人なのか」「どう付き合えば望む結果が得られるか」といった課題が山積みです。課題を与えられた脳は解決策を探して積極的に働き、試行錯誤しながら望ましい行動や思考のパターンをどんどん学習していきます。

　これこそまさに恋愛の醍醐味なのですが、学んだ分だけ慣れが生じます。脳の神経細胞は変化が大きいほど活性化します。脳はもともと学習熱心でつねに新しい課題を求めているので、慣れてしまうと多少の刺激には反応しなくなります。そんなとき非日常的な物事に出合うと、「やってみたい！」と脳の神経細胞は激しく反応し活性化します。こうして脳が成長する好循環が生まれます。このメカニズムを巧みに利用しているのがAV業界で、陳腐なビデオに非日常的なタイトルをつけることで購買意欲をそそります。非日常といえばアイドルスターの追っかけもそう。神経細胞レベルでは不倫や浮気と

「できない…」のは　なぜ？

困ったあの人の　行動の謎

恋愛・結婚の　謎を解く

メンタルの謎を解く

脳にいいこと・　成功の謎を解く

不思議な出来事も　脳で解明する！

同じことをしているのです。

　不倫と浮気の違いをあえて挙げるなら、相手が"他人のもの"であるか否かです。他人の奥さんや夫は"盗ってはいけないもの"ですから、善悪の判断（モラル）を司る前頭葉が正常に働いていれば、たとえ誘惑を感じたとしても実行には移しません。実際に手を出してしまうのは、脳の覚醒が下がっているとき——つまり、頭がぼんやりして抑止力を欠いているときです。

　疲れや不満、アルコールは脳の覚醒を低下させます。仕事終わりに男女ふたりで飲みに行き、「酔った勢いで魔が差した」という典型的なパターンは、脳から見れば完全に筋が通っているわけです。

不倫・浮気をする人の脳の中

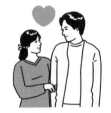

もっと知りたい！

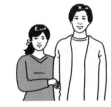

もうわかっちゃった

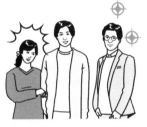

新しい刺激！ 知りたい！

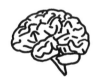

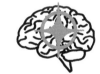

\ そのとき脳は…… /

好みの異性を見るとドーパミン分泌が活性化して期待が高まります。同時に前頭前野の腹内側部にある思考系が働き、恋愛関係を求めるか否かを予測・決定しています。

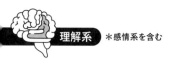

恋愛に依存して しまうのはなぜ？

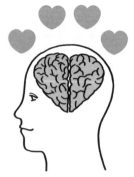

頭の中が恋人でいっぱい、
恋人なしでは生きられないという人。
苦しいけれど止められないのは脳に原因があった？

依存しやすい脳は理解系と感情系が成熟していない

　恋愛しているとき、脳は自分と相手の距離をつねにチェックしてさかんに働きます。ですから本来恋愛は脳の成長を促すものなのですが、依存しやすい人の脳は、感情系脳番地が他人の影響を受けやすく、自己主張が苦手です。また、理解系脳番地が未発達で、相手との距離を正しく整理して理解することができません。まさに、恋が盲目になる脳です。つまり脳が"自分"をしっかり認識していないので、俳優さんが本来の自分を封印して役柄になりきるように、自分をなくし恋愛対象となる相手にどっぷりハマり込んでしまいます。

　よくみられるのが「男性からアプローチされ最初は断っていたけれど、押しの強さに負けて関係を結び、ふと気づいたら私の方が相手にしがみついていた」というパターン。従順な"いい子"タイプの女性に多くみられます。親のいいなりになることが愛されることだと教育されてきたため、相手に合わせる生き方を脳が学んでしまっているのです。

　とはいえ、従順な人がみな恋愛依存というわけではありません。依存に陥

るのは、たまたま依存しやすいタイミングで恋が始まったからなのです。

　依存とは「これしかない！」と脳が判断している状態ですが、そもそも脳には興味がわいた1つのことに集中する特性があります。ですから、ほかに何もすることがないときに依存が起こりやすくなります。仕事がおもしろくない、これといった趣味がない、友達付き合いがない、そんなタイミングで魅力的な恋人が現れたなら、脳としては熱中せずにいられません。

「麻薬に溺れてほかのことが何も手につかない」「仕事中毒でまったく結婚する気が起きない」というのも同じメカニズム。いずれのケースも最初に述べたように、依存対象と自分との距離が判断できなくなっています。

ヒマな時間が依存を招く

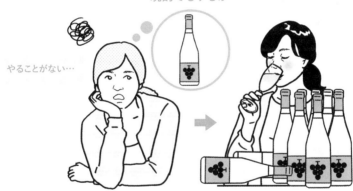

やることがない…

晩酌でもするか

これがなきゃ生きていけない

\ 加藤先生からひと言 /

右脳の感情系脳番地は、他人の気持ちを察したり共感したりするところ。恋愛関係をこじらせてストーカーになる人の脳は、思考系が感情系と運動系を制御できなくなっていると考えられます。

「できない…」のは　なぜ？

困ったあの人の　行動の謎

恋愛・結婚の　謎を解く

メンタルの謎を解く

脳にいいこと・　成功の謎を解く

不思議な出来事も　脳で解明する！

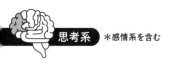

依存を誘発する"ヒマな時間"をつくらないようにする

　あらゆる依存に共通する対策法は、依存の対象から物理的に距離を置くことです。恋愛依存の場合には、とにかく相手に会う頻度を減らすこと（これを試しにやってみると、自分の依存度がわかります）。電話やメールも止めてください。行き先を告げずに旅行に出るのもおすすめです。かなり苦しいでしょうが、依存から抜け出すにはこれしかありません。できれば信頼できる友達や家族の協力を仰ぎましょう。依存の度合いによってはカウンセラーなど専門家の助けを借りることも必要でしょう。

　同時に、趣味のサークルに入る、習いごとをする、アルバイトを始めるなど恋愛以外のことを毎日の生活に組み込んでください。生活習慣や環境を変化させることは、感情系脳番地のトレーニングとしても有効です。新しいことにチャレンジすると感情がよく動きますので、自分の気持ち（本心）に対する感度が上がります。「幸せを感じられることは恋愛以外にもたくさんあるんだ」と脳に教えてあげましょう。

　判断力をつけるため、思考系脳番地のトレーニングも並行して行うといいですね。具体的なトレーニング法をいくつか紹介しましょう。

依存から抜け出すには

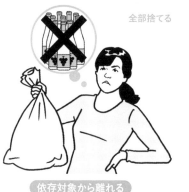

全部捨てる

依存対象から離れる

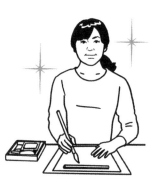

楽しいな

新しいことにチャレンジ

判断力を身につける思考系脳番地トレーニング

　外食の際にメニューを即決する練習をすると、優柔不断で流されやすいところが改善できます。家事や買い物など何かするときに制限時間を設けるようにすると、依存状態を強制的に終わらせる脳のしくみが養われます。不用品の仕分け・処分も、役に立たない関係を断ち切る能力につながります。

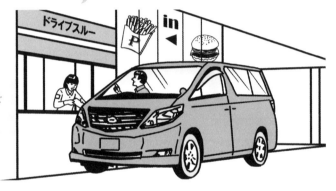

思考系トレーニング

ご注文…　　　　AセットにポテトのLとコーラください！

ドライブスルー

メニューを
即決する

ADVICE

自分で自分を愛していれば
相手に執着する必要がない

　女性は「愛されている」と思うと心が落ち着く傾向が強く、恋人の愛を確認するため携帯電話を盗み見するなど依存的行為に走りがちです。これは子どもが親の愛を確かめたくて暴れるのと本質的には同じです。自立した対等な関係を築くには、他人の愛を求めるより先に自分で自分を愛することが大切です。

「できない…」のは
なぜ？

困ったあの人の
行動の謎

恋愛・結婚の
謎を解く

メンタルの謎を解く

成功の謎を解く
脳にいいこと・

不思議な出来事を
脳で解明する！

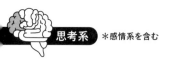

恋愛すると
綺麗になるって本当？

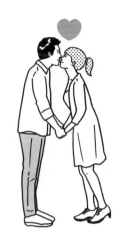

女性は恋をすると美しくなる――は伝説？
それとも常識？
恋愛中の脳ではどんなことが起きているのでしょうか。

脳が放出するホルモンがアンチエイジング効果を発揮

　女性が恋をすると綺麗になる、というのは本当です。なぜかというと、好きな人の目を意識するから。相手に自分がどう見られるかを四六時中考えるようになり、脳の中で自己認識が高まるからです。

　自己認識が高まると、どういうわけかエストロゲンの分泌が活性化します。エストロゲンは更年期障害の治療にも使われる女性ホルモンで、うつの改善にも効果のあることが知られています。脳には感情系の中枢である扁桃体からホルモン産生に関わる視床下部への回路が存在しています。恋をするとその回路が刺激されるためか、エストロゲンが出て気分が前向きになり、感情系を中心に脳活動が高まります。脳の活性化はアンチエイジングそのものなので、見た目も若くなりますし、心にも余裕が生まれます。その様子を第三者が見て「綺麗になった」というのです。

　男性の場合、綺麗になるというよりは、男性ホルモンの影響でやる気が出たり前向きになったりします。

　恋愛による脳の活性化は、片思いでも起こります。誰かにあこがれを抱く

だけで超前頭前野（スーパーフロンタルエリア）の酸素効率がよくなるのです。

　相手によっては、逆に「恋やつれ」することもあります。身勝手で周囲を翻弄する恋人やサイコパス（➡P.82）である恋人に、自分のエネルギーをそがれてしまうパターンです。すべてが相手のいいなりとなり、ふつうの恋愛とは逆に自己認識が下がってしまうのです。つまり、扁桃体から視床下部への回路がプラスに働く恋愛とマイナスに作用する恋愛があるということです。

　どうせするなら"脳に効く"恋愛をするといいですね。特に女性は50歳を過ぎる頃からエストロゲンの分泌量が低下しますので、いくつになっても恋する気持ちを忘れないようにしましょう。

恋愛で綺麗になるしくみ

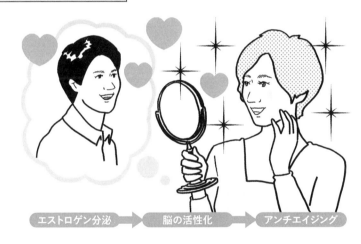

エストロゲン分泌　➡　脳の活性化　➡　アンチエイジング

\ 加藤先生からひと言 /

私の祖母はよく、「恋をすると男は食欲が増し、女は食欲が減る」といっていました。昔の人は恋愛にダイエットの効果があることを、経験的に知っていたのかもしれませんね。

「できない…」のはなぜ？

困ったあの人の行動の謎

恋愛・結婚の謎を解く

メンタルの謎を解く

脳にいいこと・成功の謎を解く

不思議な出来事も脳で解明する！

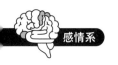

倦怠期って何？
脱出方法はある？

出会った頃のトキメキはどこへやら、
どんよりとした停滞感が漂う倦怠期。
「こんなもんさ」と達観できれば楽なのですが。

ふたりで一緒に行動する範囲が小さくなっている状態

　倦怠期には、ふたりのうち一方は結婚したいけれども話が進まずダラダラ付き合っているといった"目的不一致型"と、デートが減ったり会話がなくなったりという"行動半径縮小型"の2種類があります。前者は結局別れることが多いですが、後者は工夫次第で脱出することも可能です。

　倦怠期が続いて退屈だけれど、だからといって別れる理由もない。ということは、言い換えれば「存在していても大丈夫」。一緒にいてもエネルギーをそがれないので、安心していられます。このような倦怠期が続けられるのは、むしろ喜ばしいことではないでしょうか。

　長年連れ添ったカップルは倦怠期が日常そのものになっています。慣れてしまった脳を刺激して親密度を高めるには、何か"いつもと違うこと"をするのが有効です。

　単独だと浮気に走る（→P.98）かもしれませんので、"ふたりが一緒に"行う必要があります。たとえば、共通の趣味をもつ、親の世話をするなど、ふたり一緒に協力し合って行動する機会をつくりましょう。

　ふたりで行動した経験は記憶として脳にインプットされます。この"思い出のアルバム"が脳に増えれば増えるほど感情系脳番地も刺激され、互いに対する愛着や共感性がますます強化されていきます。

　倦怠期をいかに乗り越え、その先に何を目指すのか？　この難しい課題を突きつけられた脳は、懸命に考えを巡らせ、行動を起こそうとします。ですから、倦怠期は脳を鍛える絶好のチャンス。脳がもつ"恋愛の潜在能力"は倦怠期によって磨かれるといっても過言ではありません。倦怠期という試練を通り抜けた先にこそ、真の愛情があるのではないでしょうか。

倦怠期を脱出するには

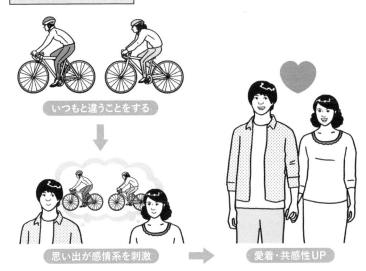

いつもと違うことをする

思い出が感情系を刺激

愛着・共感性UP

＼ 加藤先生からひと言 ／

現時点ではつまらなくても、それが永遠に続くとは限りません。現状だけを見て思考を停止しないでください。状況はつねに変化することを理解し、未来を思い描きましょう。

「できない…」のはなぜ？

困ったあの人の行動の謎

恋愛・結婚の謎を解く

メンタルの謎を解く

脳にいいこと・成功の謎を解く

不思議な出来事も脳で解明する！

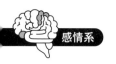

ダメな男にばかり
ハマってしまうのを
抜け出したい

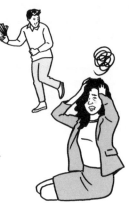

苦労するだけとわかっているにもかかわらず、
不毛な恋に身を投じてしまう女たち。
その苦しみ、脳を鍛えれば断ち切れますよ。

男を見る目を養うよりも自分を見る目を強化するべし

「好き／嫌い」を決めるのは、脳の思考系と感情系です。しかし、ときとして相反する気持ちは同居して、自分と脳の間にズレが生じます。たとえば一方が「こんな男は嫌い!」、もう一方は「こういう男が好き!」と同時に叫んでいる場合、どちらが本音か自分でもわからなくなってしまいます。こうした状態で交際を始めてしまうと、結果的に相手がダメ男であることが多いです。

ダメ男に引っかかるクセを直したいなら、まずは自分自身に意識を向けましょう。他人の気持ちを思いやるのは後にして、自分の気持ちを大切にしてください。自分が自分ともっと親しくなれば、他人との距離が明確になり、嫌いな人は嫌いとはっきり判断できるようになります。

自分自身に意識を向けるもっとも簡単な方法は、自分の思考や感情よりもまず「行動」に注目することです。どこへ行っているか? 何を着ているか? 何を話しているか? 自分で自分を尾行するつもりで、根気よく記録してみてください。"ダメ男を引き寄せる行動パターン"が見えてくるはずです。

行動パターンの中でも特によく行く場所に注意してください。大学の多い

エリアでカフェに入ると、お客さんの多くが学生です。ウォール街のカフェはビジネスマンがほとんどで、みんな裕福そうにみえます。

　ダメ男にばかり会うということは、ダメ男の人口比率が高い場所に身を置いているということです。2回も男に騙されたという女性に会ったことがありますが、住んでいる場所を聞いたらやはり治安の悪い地域でした。出会う場所だけでなく、出会う時間帯も重要です。繁華街では、同じ店でも昼間と夜とでは客層が違います。自分の行動を客観的に知ることはとても大切です。

自分の行動パターンに注目する

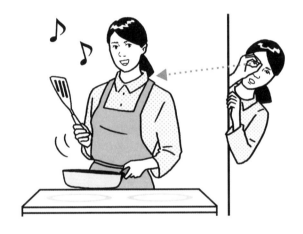

今日は
昼過ぎに起きた

新しいエプロンを
つけている

パンケーキを
焼いている

\ 加藤先生からひと言 /

夜型の生活が習慣になっている人は、頑張って朝型に変えましょう。個人的な意見ですが、男は夜に出会うより日中に出会った方が絶対にいいですよ！ 頭が冴えているときにいい男を探しましょう。

「できない…」のは
なぜ？

困ったあの人の
行動の謎

恋愛・結婚の
謎を解く

メンタルの謎を解く

脳にいいこと。
成功の謎を解く

不思議な出来事も
脳で解明する！

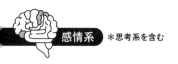
すごく好きだった
はずなのに、急に
冷めてしまうのはなぜ？

死ぬほど好きだったあの人が、
心の底からどうでもよくなる奇妙な瞬間。
そのとき脳ではいったい何が起こっているのでしょうか？

あこがれが現実になると脳のモチベーションが下がる

　恋が冷めるのは脳の正常な機能です。人によってそのタイミングが早い
か遅いかの違いだけで、いつかは冷める日がきます。

　誰かを好きになったとき、あるいは付き合い始めた最初の頃は、相手のこ
とをよく知りません。相手の性格がどうなのか、どんな趣味があるのか、好
きな食べ物は何か、誕生日はいつなのか、どこに出入りしているのか……わ
からないことだらけなので、脳は情報を集めようとします。

　また、「私がこういったらあの人はどう反応するだろう？」「プレゼントをあ
げたら喜ぶかな？」など色々なことを想像します。幸せな場面を想像する（＝
報酬を予測する）ことでドーパミンが分泌され、脳がやる気満々の状態にな
ります。脳機能画像を用いた実験でも、対象物を直接見るより目を閉じて想
像する方が、はるかに多くの脳番地を使うことがわかっています。

　付き合い始めて想像が現実（実体験）になると、相手に関する情報が五感
を通じて脳に送られます。脳はそれらのデータをもとに「この人にはこう接す
ればうまくいく」と学習し、使う脳番地を限定して省エネモードに入ります。

つまり「恋が冷める」とは「脳が働かなくなる」こと。非常に効率のいい脳の使い方をしている、ということもできます。

恋人をコロコロ変える人に多いのが、短期間に驚異的な集中力を発揮する“過集中”タイプの脳。自分のスタイルを崩されると脳が働かなくなるので、恋人に対して「私が変わるのは不都合だから、あなたが変わってくださいね」という態度で接し、それで恋人が変わらなければ「この人は自分に必要ない」と判断し、別れるということが起こります。このタイプは目の前に現れたものに反応しやすい脳でもあるので、次の恋人を見つけるのも早いです。

脳が働かなくなると恋が冷める

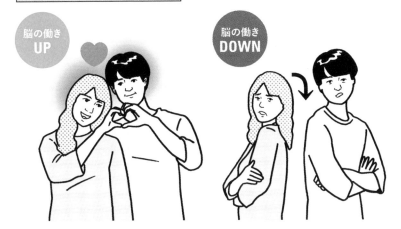

脳の働き
UP

脳の働き
DOWN

\ 加藤先生からひと言 /

過集中タイプは切り替えが早いので失恋を引きずりません。相手にしてみれば「私の方から振ったのに、振られたみたいになっちゃってる！（怒）」ということが起こるんですね。

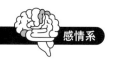

本当に好きだったのか？ 実は好きではなかったのか？

　恋愛には感情系脳番地が深く関わっています。感情系の左脳側と右脳側が共に発達している人は、惚れっぽく自己愛が強いタイプ。自分の感情に正直で「やると決めたらやる！」という脳です。たとえば気になる人がふたりいた場合、自分がAさんよりもBさんの方が好きだと判断したら、Bさんへのアプローチを開始。Aさんについては潔くアプローチをやめてしまいます。

　これは"本当に好きだったのに冷めてしまった"という例ですが、ほかに意外と多いのが、"実は最初からそれほど好きではなかった"というパターンです。

　恋愛依存の項（➡P.100）では右脳の感情系脳番地について触れましたが、左脳の感情系脳番地が未熟であると、他人の気持ちよりも自分の気持ちをキャッチするのが難しくなります。本当はそれほど好きではないのに好きだと思い込んでしまう。また、交際中に「何かが違う」と薄々気づいたとしても、その自分の気持ちに気づかないふりをしてしまいます。そうして相手が別れ話をもちかけてきたとか、お金を貸せといい出したなど、何か強烈なきっかけがあって初めて自分の本心に気づく。こうした脳の傾向は、ダメ男に引っかかる人にもあてはまります（➡P.108）。

感情系が未熟だと自分の気持ちに気づけない

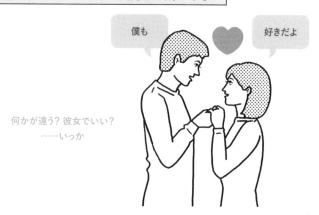

左脳の感情系脳番地を鍛えれば自分の本音がわかる

　自己感情は自分に注目しなければ育ちません。今日1日、自分の心の動きに気を配ってください。感情自体に善悪はないので何を感じても大丈夫。色々な感情に気づき始めたら、それらを表現することでさらに脳を刺激しましょう。笑うもよし泣くもよし、気づいたことを手帳に書くのもおすすめです。

感情系トレーニング

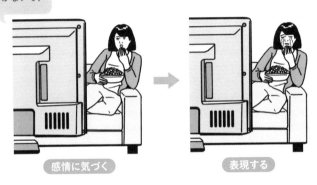

あ、悲しいかも　　　　　涙が止まらない…

行かないで!

感情に気づく　　　　　表現する

ADVICE 👉

"冷めたから別れる"のと "騙して捨てる"のは違う

　何も心当たりがないのに相手の気持ちが急に冷めてしまったように見えるとき。もしかすると相手は最初からあなたを騙すつもりだったのかもしれません。

　この違いを見極めることはとても重要です。視覚系脳番地を鍛えて「目利き」の能力を高めましょう。

「できない…」のはなぜ？

困ったあの人の行動の謎

恋愛・結婚の謎を解く

メンタルの謎を解く

脳にいいこと・成功の謎を解く

不思議な出来事も脳で解明する！

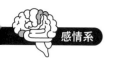感情系

嫉妬深く
独占欲が強い人の
ココロの中

嫉妬や独占欲というと悪いイメージがついていますが、
脳の中を覗いてみると、
案外すごい能力だと捉えることもできそうです。

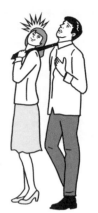

表現の仕方によって良くも悪くもなり得る本能的欲求

　脳の中に「嫉妬細胞」や「独占細胞」があるわけではないのですが、人は
みな嫉妬心や独占欲をもっています。もし、食べ物に困っている人が食事
をしている人を見て「うらやましい」と思わなければ、食べ物を手に入れる
ための行動を起こさずに餓死してしまいます。もし、自分の赤ん坊に対する
独占欲が母親にまったくなかったら、育児放棄や捨て子が横行するでしょう。
どちらも生きるために必要なものではあるのです。

　嫉妬や欲望は通常は胸の内に秘められていますが、何らかのきっかけで
運動系が刺激されると、言動となって表面化します。その際にどんな言葉を
使うか、どんな行動を起こすかは人それぞれ。たとえば同期入社のライバ
ルに嫉妬して「あいつばっかりズルい。部長に媚を売ってるからな」とふてく
されて悪口をいう人と、「くやしい。どうすればあいつに勝てるだろう?」と前
向きに考えて努力する人とでは、周囲に与える印象がまったく違います。独
占欲も同様で、相手を監禁するような犯罪レベルのものから、恋人の携帯電
話をチェックするなど"ウザい"程度で済むものまでさまざまです。

「できない……」のは なぜ？

困ったあの人の 行動の謎

恋愛・結婚の 謎を解く

メンタルの謎を解く

脳にいいこと・ 成功の謎を解く

不思議な出来事も 脳で解明する！

　嫉妬するには、比較対象となる他人の存在が必要です。独占欲もライバルおよび観客となる他人の存在がなければ成立しません。どちらも自分と他人との競争であり、それに勝とうとする試みなのです。

　したがって、嫉妬深い人や独占欲の強い人は、比較する能力が高く、競争心や向上心のある人だということができます。ですから、競争に勝つために、自分にできることとできないことを見極める能力も高い。たとえば30万円のバッグを買った友達に嫉妬することはあっても、10億円のマンションをキャッシュで買えるような人に張り合おうとは思いもしないのです。

嫉妬深い人の頭の中

あいつの方が売上が高いな　　くやしい 次こそ勝ってやる

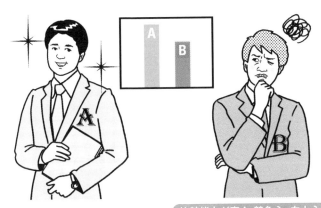

比較能力が高く、競争心・向上心がある

＼ 独占欲が強い人はこんな人…… ／

競争力に優れる一方で、現実と願望との区別ができない面も。結婚する気のない恋人に自分だけは特別だと信じて執着し、結局振られる……独占欲が招く悲劇の典型です。

自己肯定感が高い人と
低い人の違いって？

P118

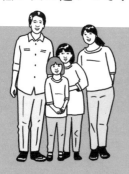

ストレスに強い人と
弱い人の違いって？

P122

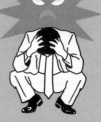

メンタルの
謎を解く

好き嫌いは脳で判断？
ココロで判断？

P126

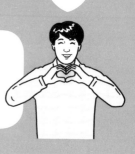

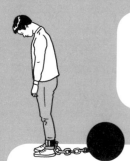

過去を忘れてしまう人、
いつまでも引きずる人の違いって？

P130

面倒なことをついつい
先送りしてしまうのはなぜ？

P132

P134

本番に強い人と
弱い人はどう違う？

P136

正義感が強い人って
どんな人？

P140

最近、なんだか
幸せが感じられない……

P142

感情が高ぶると
涙が出てくるワケ

ストレスに強い人・弱い人、大雑把な人・几帳面な人……
世の中にはいろんな人がいます。性格だからとあきらめず、脳のしくみ
を知って鍛えていきましょう。また、胸が締め付けられたり、感動したり
したときの脳とココロに何が起きているのかをみていきます。

心が締め付けられるような感覚。
脳で何が起こっている？

実際に体験していなくても
感情が揺れるのはなぜ？

P144

P146

人はなぜ
罪を犯してしまうのか

科学の世界でねつ造や
盗作が止まらないワケ

P148

P152

117

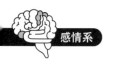

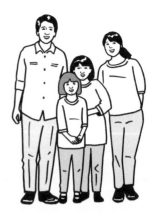

自己肯定感が高い人と低い人の違いって？

日本の若者は自己肯定感が非常に低いそうです（内閣府調べ）。
そもそも自己肯定感の差は、
どこから生まれるのでしょうか。

愛された経験が自己肯定感を高める

　自己肯定感とは、自分のことをどう考え、どう思うかという自分の価値に対する感覚です。自己肯定感が高ければ、ありのままの自分を認めたり、自分の存在に価値があると思えます。

　こうした自己肯定感が高い人は、いい意味でマイペース。自分の価値観がはっきりしていて他者の意見や評価に惑わされることがなく、嫌なことがあっても立ち直りや切り替えが早いです。心理的には「自分は自分、人は人」という心理的境界線が明確だといえます。

　脳からみると、左脳側の感情系脳番地が発達しているため、自己認識が高くなっています。欠点やネガティブ感情も抑圧することなく「これが私」という認知力が高く自分の存在価値を自分で認知できるわけです。「私は私のままでいい、こんな私で生きていていいのだ」という感覚があるのです。

　一般的に、幼少期に親や周囲の人々に愛されて育つと自己肯定感が高くなります。これはその経験が記憶として蓄積され、「自分の存在が他者によい影響を与える」と脳が学習するからです。

　一方で、虐待やネグレクト（育児放棄）を受けたり、支配的・依存的な親の
もとで育った人は、こうした経験が少ないはずです。そのため「ありのままの
自分で生きていける」という自信がもてず、自己肯定感も低くなりがちです。

　また、愛情豊かなスキンシップを経験しないため、皮膚感覚も育ちません。
皮膚感覚は感情系脳番地の発達に大きな影響を与えています。したがって、
皮膚感覚が弱いと自分の感情がわかりづらくなるだけでなく、他人への愛情
のかけ方がわからなくなります。

愛された経験が自己肯定感を高める

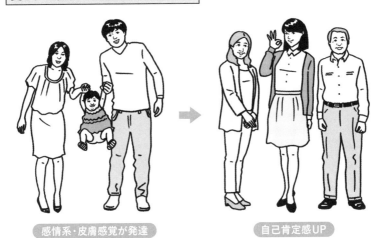

感情系・皮膚感覚が発達 ＞ 自己肯定感UP

＼ 自己肯定感が高い人はこんな人…… ／

親や周囲の人々に愛されて育つと、他人への意識が
高まると同時に「なぜ私はこんなに大切にされるの？」
と自分を意識するように。その繰り返しで自分の存在
価値を確信していきます。

「できない…」のは
なぜ？

困ったあの人の
行動の謎

恋愛・結婚の
謎を解く

メンタルの謎を解く

脳にいいこと・
成功の謎を解く

不思議な出来事も
脳で解明する！

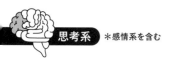

自己肯定感が低い人は自分をすぐ否定してしまう

　自分の感情に鈍いと他人の感情を優先してしまうため、嫌なことにNOといえず、人生に楽しみや喜びを見出すことも難しくなります。感じられるのは生きづらさばかり。幸せそうな他人と比べて自分を否定し、考えては落ち込むという負のループに陥ってしまいます。

　自己肯定感が高い人でも落ち込むことはありますが、「自分という人間の存在自体に問題があるからだ」とは考えません。しかし、自己肯定感が低い人は、自分のすべてがダメだと思ってしまいます。

　考えて落ち込むのは、思考系と感情系の脳番地を自己否定にしか使っていないから。そしてネガティブ思考が止まらないのは、その考え方が脳のクセになってしまっているからです。また、脳には環境に適応しやすいという特性があります。ネガティブな人が多くいる環境に身を置けば、脳はそれに合わせてネガティブになってしまいます。

　このような、脳が環境に適応しようとする特性を知り、脳番地のバランスを整えれば、自己肯定感を上げることが可能です。いちばん簡単な方法は、「まねをするのが楽」という脳の特性を利用して"形から入る"ことです。

自己肯定感の高い人をまねよう

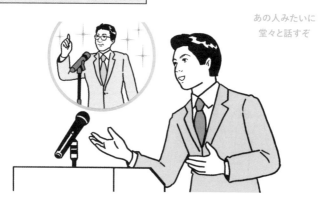

あの人みたいに
堂々と話すぞ

いいなと思う人をまねすると自己肯定感が自然に高まる

　あなたのまわりに自己肯定感の高い人はいますか？　家族や友達、芸能人でも構いません。その人の姿勢や服装、話し方をまねしてみてください。自信ありげにふるまうことで、自信に満ちた脳の人が使う脳番地が刺激されて気分が前向きになり、細かいことも気にならなくなりますよ。

ADVICE

「ほめ日記」をつけて
自分の存在価値を高める

　自己肯定感の低い人が脳を鍛える方法として「ほめ日記」をおすすめします。どんなに小さなことでもいいので、毎日1つ自分をほめるだけです。慣れてきたら数を増やしてください。脳はもともと“ほめられて伸びる”性質をもっているので、ぜひ試してみてくださいね。

笑顔で挨拶できた　　　　　　今日は遅刻しなかった

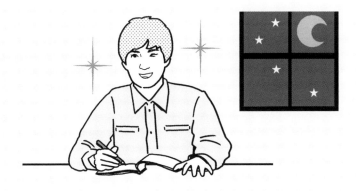

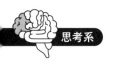

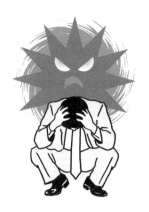

ストレスに強い人と
弱い人の違いって？

人前でのプレゼン、職場の異動、家族や友人との関係……
日々押し寄せるストレスに、
負けない脳をつくりましょう！

ストレスホルモン分泌量と思考系脳番地の発達度

　ストレスに強いのはコルチゾール値が低い人、ストレスに弱いのはコルチ
ゾール値が高い人です。コルチゾールは外部刺激によるストレスに反応し
て副腎から分泌されるホルモンで、別名「ストレスホルモン」と呼ばれます。

　本来はストレスから体を守るために分泌されるホルモンなのですが、分
泌量が過剰になると免疫システムが狂い、動悸、息切れ、胃の痛み、イライラ、
不安、憂うつといったストレス反応が強く出るようになります。

　コルチゾールの分泌量は早朝から増加して夕方までにピークとなり、寝て
いる間は通常抑制されます。つまり、夜型の生活習慣や睡眠不足が続くとコ
ルチゾールの分泌周期が狂いストレスに弱くなります。一方、夜にしっかり寝
ている人は、コルチゾールが夜間しっかり抑えられるだけでなく、心身の痛
みを癒し、組織を修復する成長ホルモンやエンドルフィンの分泌が増えるの
で、嫌なことがあってもすばやく立ち直ることができます。このような生活習
慣の人たちは体も心も健康で、長生きすることが多いです。不思議なことに、
100歳以上のご長寿さんたちは、もれなく超前頭野が発達しています。

超前頭野は仏像の白毫（額の中央にある白い巻き毛）があるところ。ヨガでいうところの第6チャクラ、第3の目（サード・アイ）とも呼ばれる部分で、思考系脳番地のちょうどまん中に当たります。また、思考系脳番地の右側は「やる気」に関係しています。

ここが発達しているということは、ストレス耐性が強くやる気にあふれ、好奇心が旺盛で、新しい情報を積極的に受け入れて行動していることの何よりの証拠です。「ストレスに弱いのをなんとかしたい」と思うのであれば、こうしたご長寿さんたちの生き方を見習ってみてはいかがでしょうか。

しっかり寝るとストレスに強くなる

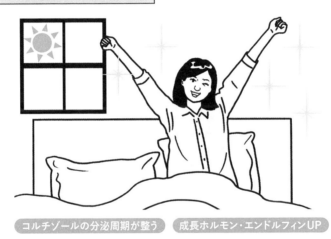

コルチゾールの分泌周期が整う　　成長ホルモン・エンドルフィンUP

\ 加藤先生からひと言 /

私がストレスに強くなったのは特に医師になってから。患者さんのケアに没頭するうちにだんだん強くなりました。海外の学会でオーラルプレゼンテーションを重ねた経験も大きかったですね。

「できない…」のはなぜ？

困ったあの人の行動の謎

恋愛・結婚の謎を解く

メンタルの謎を解く

脳にいいこと・成功の謎を解く

不思議な出来事も脳で解明する！

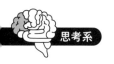

ストレス耐性が低い人は対人関係がうまくいかない

　ストレスに弱い人は、ちょっとしたことでも傷つきやすいので、無意識にストレスを避けて自分を守ろうとします。"大人の引きこもり"はその典型です。会社で嫌なことがあったから行けなくなったというよりも、会社というシステムの中で継続的に時間を拘束されてノルマをこなすというストレス負荷に耐えられないのです。

　このタイプはとりわけ対人関係のストレスに弱いので、集団に属するよりもフリーランスや在宅ワーク・リモートワークに向いています。具体的には営業職より会計などの事務職、またはコピーライター、翻訳家などひとりでコツコツと文章を書くような仕事が得意です。あるいは、工場で黙々と部品を組み立てるような職人系の仕事が肌に合うでしょう。ストレスに弱いなら弱いなりの働き方がある、ということです。

　とはいえ、24時間マイペースでは脳が衰える一方で、健康にもよくありませんので、少しだけ負荷をかけてみましょう。週に1回、月に1回でもいいので、人に会う時間をつくるのです。おすすめは、ボランティアなど"誰かのために尽くす活動"です。

対人ストレスに強くなるには

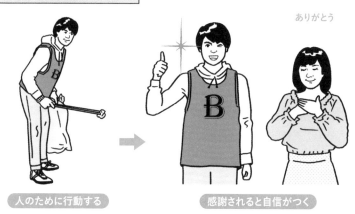

ありがとう

人のために行動する　　　感謝されると自信がつく

小さな成功体験が重なると対人ストレスに強くなる

　人のために働いて感謝されると、成功体験として脳にインプットされ、対人関係に自信がついてきます。脳のトレーニングは筋トレと同じで、日々の積み重ねがモノをいいます。ハードルは低く設定し、結果を焦らないこと。ストレスに強い脳をつくって元気に長生きしましょう！

ADVICE

ストレスがたまってきたら 早寝早起きで回復しよう

　コルチゾール分泌の正常化には睡眠がいちばん大切。1日7時間は寝て、翌朝は早く起き、日光を浴びましょう。できれば外に出て散歩してください。日光と散歩はセロトニン（抗うつおよび安眠に重要な役割を果たすホルモン）の分泌を促すもっとも手軽な方法です。

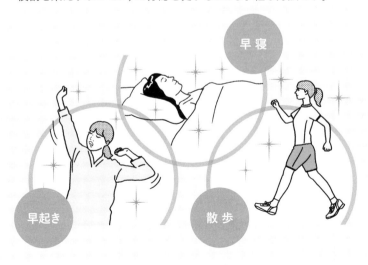

早寝

早起き

散歩

「できない…」のはなぜ？

困ったあの人の行動の謎

恋愛・結婚の謎を解く

メンタルの謎を解く

脳にいいこと・成功の謎を解く

不思議な出来事も脳で解明する！

125

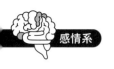

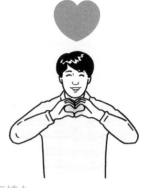

好き嫌いは脳で判断？
ココロで判断？

無意識に瞬間的にわき上がる、好き／嫌いの気持ち。
その迅速な判断はどこで下されているのでしょうか？
考えてみれば不思議ですよね。

好き嫌いは脳の扁桃体の働きがカギ

　好き嫌いの情報を処理する中枢は扁桃体です。扁桃体は感情系脳番地の中心となる場所で、前頭葉の思考系脳番地と連動して、物事に対する快・不快をつくり出しています。

　扁桃体のもっとも重要な役割は危険から身を守ることなので、外部から与えられた危険な刺激に対してはとても敏感です。特に自分にとって不快な感情は、快感よりも早くかつ強烈に感じられます。また、逆に何もないときに自分自身の感情を感知することはとても苦手です。

　このように、自分の感情を認識するシステム自体が未熟なので、たいていの人はよほど掘り下げて突き詰めていかないと、自分の本心がわかりません。それを自分の力だけでやろうとすれば、脳に大きな負荷がかかってしまいます。その負荷を避けるため、多くの人は感情系が生み出した好き嫌い、快・不快に合わせて生きる道を無意識のうちに選択しています。つまり、意識しないと思考系脳番地が判断することなく、感情系が感じたり、生み出した気持ちをそのまま自分の気持ちだと短絡的に認識してしまいます。

感情系が生み出した好き嫌いに振り回されてしまうと、本当はこうしたいという本心と実際の行動との間にズレが生じてしまいます。

具体的な例として"ガラクタが捨てられない"ということがよくあります。本心では「これを捨てたらスッキリするだろうな」と思っているのに、ガラクタに慣れきっている脳は「これが好きだ」と判断しています。その結果、ガラクタが捨てられなくなるのです。

同じことが仕事、恋愛、ダイエットなどさまざまな分野で、実は頻繁に起こっています。

好き嫌いは感情系が生み出す

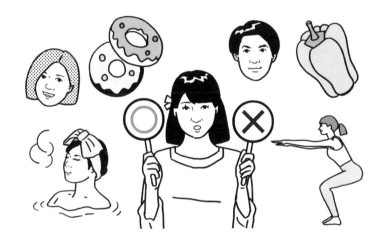

\ 加藤先生からひと言 /

1万人以上の脳をみてきましたが、自己感情が成熟した脳をしているのはごく一部の並外れて"キャラ立ち"している人たちだけです。自分自身のことを理解するのは、思っている以上に難しいものです。

「できない…」のはなぜ？

困ったあの人の行動の謎

恋愛・結婚の謎を解く

メンタルの謎を解く

脳にいいこと・成功の謎を解く

不思議な出来事も脳で解明する！

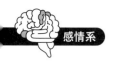

感情に流されずに明確な判断基準をもつ

結局のところ、好き嫌いは扁桃体が自動的に識別してしまうものであり、意識的にコントロールすることはできません（絶対に不可能とはいえませんが、かなり難しいでしょう）。

しかも、扁桃体の隣にある海馬と情報が行き来しているので、過去の記憶情報が判断材料になっています。そのため、何かを始めようというときに好き嫌いを指針にすると、なんとなく嫌だからとやるべきことをやらなかったり、逆にやらなくていいことをやったりということが起きてしまいます。

そこで、思考系脳番地を意図的に介入させるために、具体的かつ明確な判断基準をもつようにすると、好き嫌いのような曖昧なものに頼って失敗するのを避けられます。

もしあなたが婚活中なら、パートナーを探す前にどんな人と結婚生活を送りたいのかを紙に書き出します。たとえば「外見のよさよりも性格が合う人」「家庭を第一に考える人」など。これが明確な基準となり、感情に流されてかっこいいだけの人を選んだり、仕事はできても家庭を大切にしないパートナーを選ぶことが避けられるのです。

普段から自分自身に対して「私は本当はどう感じている？ 本当は何がしたい？ どうなりたい？」と問いかけることを習慣にしましょう。

明確な判断基準をもつ

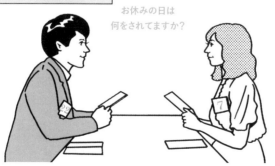

お休みの日は
何をされてますか？

「顔」より
「性格」で選ぶぞ

曖昧な"好き嫌い"を超えて"本音"で生きる

つねに本音を問いかけることは、自分自身に注目することにほかなりません。そして、これこそ自己感情を発達させるために不可欠な要素です。自分をよく見て、好きになる。あるいは、好きな自分になる努力をすることで、あてにならない快・不快を超えた自分オリジナルの価値観が確立されます。

自分の本音を知ろう

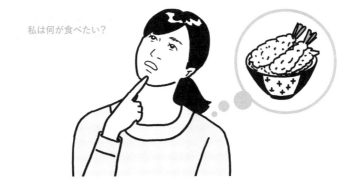

私は何が食べたい？

「できない…」のは
なぜ？

困ったあの人の
行動の謎

恋愛・結婚の
謎を解く

メンタルの謎を解く

脳にいいこと・
成功の謎を解く

不思議な出来事も
脳で解明する！

ADVICE

古いやり方を手放しても
大丈夫だよと教えてあげる

扁桃体を含む大脳辺縁系は、本能に深く関わる原始的な脳。基本的に生き延びるための"防御システム"であり、大昔の狩猟採集社会では役立ちましたが、現代社会ではそれが逆に邪魔になることも。小さな子どもに教えるときのように、優しく忍耐強く脳を育てましょう。

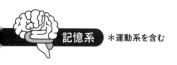

過去を忘れてしまう人、いつまでも引きずる人の違いって？

記憶のメカニズムは同じなのに、
忘れっぽい人もいれば過去を引きずる人もいます。
どうしてそのような違いが生まれるのでしょう？

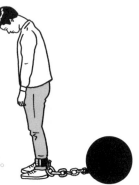

繰り返し思い出す出来事は深く脳に刻まれる

　過去に経験した出来事の記憶を「エピソード記憶」といい、誰が何をしたという情報だけでなく、いつ・どこでという時間・空間の情報や、感情も一緒になって、その人の脳の一部に記憶されます。多くのエピソード記憶は時間と共に薄れていきますが、繰り返し思い出せば記憶エングラム（記憶の痕跡を再生する神経細胞群）が活性化し、印象深い思い出として残ります。

　つまり、過去を引きずる人は過去を振り返る時間が長い人です。不快なエピソード記憶を繰り返し思い出すから、脳がそれを「重要事項」と判断し、重点的に強化してしまいます。その出来事が脳内で"完結"していないのです。これが心理学用語で「ツァイガルニク効果」と呼ばれる現象です。

　逆に、過去を振り返る時間がない人はエピソード記憶が定着しません。Webサイトの記者や雑誌編集者のように分単位で新しい仕事が入ってくる人はその典型で、10年前どころか昨日のことすら覚えていなくてもあたり前。こういう人の脳は、待ち合わせの約束を忘れて遅刻するなど不便な面もありますが、不快な出来事があってもすぐに忘れるという利点もあります。

　長期にわたる記憶力を強化し、なおかつ嫌な記憶を想起する時間を減らす方法があります。それは「思い出し日記」をつけること。楽しかったこと、嬉しかったことだけを記録しましょう。寝る前に当日のことを書くのが基本ですが、難しければ翌朝になってから前日の出来事を思い出して書いてもOKです。1日に最低1つ自分をほめる「ほめ日記」もおすすめです。続けることで記憶系脳番地と密接に連動する感情系脳番地も刺激され、すばらしいトレーニングになります。

嫌なことを思い出してしまうときは

体を動かして
感情系の
暴走を止めよう

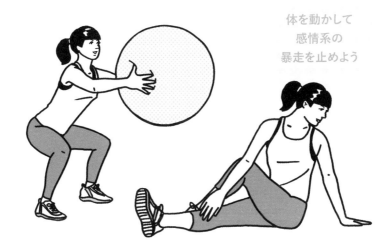

\ 加藤先生からひと言 /

嫌なことを繰り返し思い出して落ち込んでしまうときは、体を動かしたりして運動系など別の脳番地を使いましょう。意識を身体に向けることで感情系の暴走を止めることができます。

「できない…」のはなぜ？

困ったあの人の行動の謎

恋愛・結婚の謎を解く

メンタルの謎を解く

脳にいいこと・成功の謎を解く

不思議な出来事も脳で解明する！

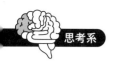

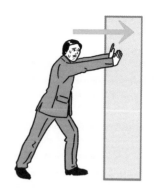

面倒なことを
ついつい先送り
してしまうのはなぜ？

いつかはやらなきゃいけないのに
「今」やれない・やらないのはなぜでしょうか。
メンタルが弱いからでなく脳が面倒くさがっている？

面倒かどうかはタイミング次第で脳が勝手に決めている

　もしも今、目の前に低い跳び箱があったら実際に跳んでみなくても「これは跳べるな」と思うでしょう。自分の背丈をはるかに超える跳び箱があったら、やはり瞬間的に「これは無理だな」とわかりますよね。

　人間の脳は、自分が簡単に処理できること／できないことを瞬時に判断することができます。その基準になるのは、今現在の自分の脳がもっているキャパシティです。脳は目の前にある物事を今の自分の能力に照らし合わせて負荷を見積もり、できる／できないを一瞬にして決めているのです。

　ここでカギを握るのは"今の脳力"という点です。脳が整っていて調子がいいときと疲れてぼんやりしているときとでは発揮できるの脳力に差が出ますので、同じタスクであってもタイミングによりできたりできなかったりします。脳ができないと判断したときが「面倒くさい」が生じる1つ目のパターンです。

　2つ目は、普段やり慣れていないことをやろうとするときです。この場合、脳に大きな負荷がかかりますので「無理！ 面倒くさい！」と判断し、尻込みしてしまうのです。

「できない…」のは　なぜ？

困ったあの人の　行動の謎

恋愛・結婚の　謎を解く

メンタルの謎を解く

脳にいいこと・　成功の謎を解く

不思議な出来事も　脳で解明する！

　面倒なことがあるときは「脳の調子がいい時間帯になったら着手する」と決めたうえで一旦保留しましょう。脳の覚醒度が高い時間帯には個人差がありますが、一般的には午前中が高く、昼食後は徐々に低下します。ですから、面倒なことは夜やらないで翌朝に回すといいでしょう。昼から夕方にかけて覚醒度が低いときは、カフェイン、仮眠、軽い運動などで脳をリフレッシュさせてから着手します。

　これら即効性の対処法に加え、普段から脳に強めの負荷をかけておくと面倒なことに対する耐性が上がります。10kgのバーベルをもち上げ慣れていれば5kgが軽く思えるのと同じことですね。

脳をリフレッシュさせる方法

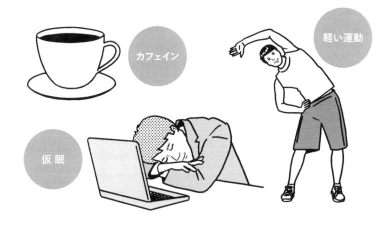

カフェイン

軽い運動

仮眠

＼ 加藤先生からひと言 ／

私自身、夜にしていたメールチェックを朝9時前に変えたら、夜中に2、3時間かかっていた作業が早朝の30分で終わるように。浮いた時間は睡眠にあて、脳の活力を底上げしています。

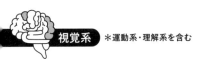

本番に強い人と
弱い人はどう違う？

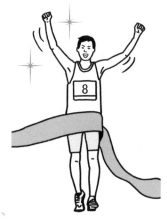

何も準備しないのに本番で成功する人、
準備万端なのに本番で失敗する人。
そんな納得いかない現実を脳科学で解き明かします。

目と耳を駆使して即座に対応できるかどうかの違い

　人前でのスピーチを例に、本番に強いAさんと本番に弱いBさんの脳を比べてみましょう。

　壇上に立ったAさんの脳は、客席にいる聴衆の人数・年齢層・男女比・顔の表情など多くの視覚情報を受け取り、この場に最適な話の流れや声のトーン、言葉づかいなどを決定します。スピーチの最中も引き続き視覚を働かせ、同時に耳も使って笑い声・ざわめき・沈黙といった聴覚情報を受け取り、客席の反応を随時分析・解釈します。そして「みんな緊張しているようだな。ジョークを入れてなごませよう」「おっ、○○といったら身を乗り出してきたぞ。もうちょっとこの話題を引っ張ってみよう」など、状況の変化に応じて適切な対応策を考え出し、口を使ってしゃべったり、手足を使って身振り手振りを入れたりと、いわゆる"アドリブ"で対応します。つまり、視覚系脳番地・運動系脳番地・理解系脳番地が発達しているわけです。

　対してBさんはというと、自分でも本番に弱いことがわかっているので、入念にスピーチ原稿を準備し、何度も読んで練習してから壇上に立ちます。

しかし、思ったほどウケなかったり、もち時間が急に変更されるなど、想定外のことが起きると固まってしまいます。なぜなら、その場の状況で判断せずに頭の中の記憶(=過去の経験)を検索して対処しようとするからです。勉強してきたのと違うところが試験に出て慌てるのと同じです。

このようにアドリブのきかない人が本番に強くなるには、"最悪の結果"を想定したシミュレーションを習慣化すること。思考系と理解系をフル回転させて、あらゆる危機的状況とその対応策を山ほど考え出してください。そして、実際にそれらを行動に移せるように運動系脳番地を鍛えておきましょう。

スピーチに強い人は即座に対応できる人

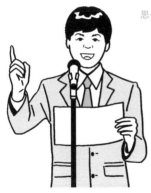

思ったより時間がないな

よし、あの話を短くしよう

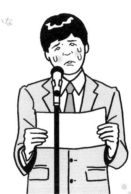

どうしよう……

＼ 加藤先生からひと言 ／

最悪のケースを想定して対策を逆算していく思考法は、医師や看護師が用いる思考法です。ほかに災害、テロ、企業経営などさまざまな危機管理の基本となるものです。

「できない…」のはなぜ？

困ったあの人の行動の謎

恋愛・結婚の謎を解く

メンタルの謎を解く

脳にいいこと・成功の謎を解く

不思議な出来事も脳で解明する！

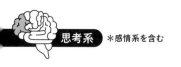

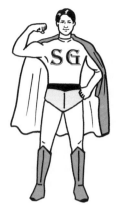

正義感が強い人って
どんな人？

不正を許さないのは立派ですが、
ルールに細かく上から目線の人も。
正義感が強い人の脳にはどんな特徴があるのでしょうか。

平和の土台でありながら対立のタネにもなる諸刃の剣

　そもそも「正義」とは何でしょう？ 古代ギリシアの哲学者アリストテレスの定義によれば、「その人の価値にふさわしい取り分（名誉や財産）を与える」ことと「その人の行為に対して当然の報い（報酬あるいは制裁）を受けさせる」こと——つまり、公平性＝正義ということになります。その考え方は現代社会まで受け継がれ、法律に反映されています。また、それとは別に、道徳的・倫理的な正しさも「正義」と呼ばれ、ある行為を法律ではなく良心に照らし合わせて、善悪を判断する基準となっています。

　正義は人間が安全かつ健全に生きていくためにつくった社会的規範です。同じ正義を共有することで仲間意識が高まり、親和性を高めるホルモンであるオキシトシンが分泌されます。正義があるおかげで、他人を傷つけるなど"人の道"に外れた行為が抑制され、平和に暮らすことができるのです。

　しかし、仲間意識は同時に排他性を生み出します。自分にとっての正義が他人にとっても正義であるとは限らないという事実を無視し、「自分と違うことが許せない」と考えてしまうと争いのタネになります。

　「自分と違うから許せない」というのは、一見すると思考系脳番地が司る判断のようにみえますが、実際には主観的な感情で、公平性に欠けた"自分だけの正義"です。SNSの炎上やマウンティング、ヘイトスピーチはまさにこの個人的正義を振りかざした制裁行為であり、モンスターの脳と同じです（→P.66）。自分が正しいと信じているので罪悪感がなく、むしろ"よかれと思って"相手のすることに口を出したり、いらぬ世話を焼いたりして、煙たがられるようになります。気持ちだけが先走って（感情系脳番地）、判断力が停止している（思考系脳番地）状態なのです。

自分の正義＝他人の正義ではない

目玉焼きにはしょう油

絶対ソース！

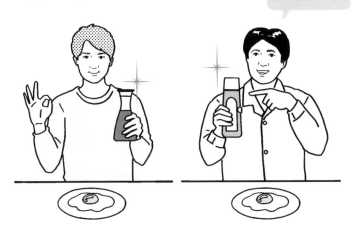

＼ 正義感が強い人はこんな人…… ／

本当の意味で正義感が強い人は思考系脳番地のバランスがよい人。判断力に加えて「自分に何ができるか？」と考えることができ、それに対して明確な答えが出せる人です。

「できない…」のはなぜ？

困ったあの人の行動の謎

恋愛・結婚の謎を解く

メンタルの謎を解く

脳にいいこと・成功の謎を解く

不思議な出来事も脳で解明する！

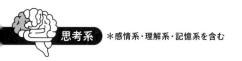

経験を重ねるほどに客観的な視点が身についていく

　もちろん、自分なりの信念をもつことは大切です。しかし、それだけで満足していては、脳を十分に活用しているとはいえません。そこに客観的な視点をもち込むことで、脳は成長します。「この人のやったことを私は絶対に許せない！」と扁桃体が生み出した自己感情に流されて思考停止に陥ってはいけません（➡ **P.126**）。思考系脳番地を使って「別の見方があるのではないか？」と考え、分析したうえで最終的な結論を出すようにしましょう。

　「ひとり殺せば殺人犯、100人殺せば英雄」といわれるように、正義というものは状況次第で変化する性質をもっています。しかし、人生経験を積んでさまざまな場面に遭遇しないうちは、そのことになかなか気づけません。

　思春期に親や学校や政治など世の中のあらゆることが不公平に思え、怒り狂った経験が誰にでもあると思います。大人になってもそれをやっている人は、人生経験が浅い人。色々な物事を自分のルールに当てはめて「あれも許せない、これも許せない」とイライラ……本人も相当苦しいはずです。なぜなら他人を否定してばかりいると「そんなにも許せない自分が許せない」という自己否定が始まるからです。大人の世界は政治にしても経済活動にしても不条理な世界です。客観的な視点を身につけましょう。

経験を積むことで視野が広がる

感謝には否定の要素が一切入ってこない

　人、物、自然、自分が今まで生きてこられたという事実に感謝の心をもちましょう。感謝は感情系と思考系だけでなく、理解系や記憶系の脳番地にも刺激を与え、脳全体のバランスを整えます。すると心に余裕が生まれ、自分も他人も楽に許すことができるようになります。

自分で自分に反論するとカタイ頭が柔らかくなる

　左脳全体の脳番地だけが働きすぎると、物事を既存の枠に当てはめて融通がきかない人になります。柔軟性を身につけるために、自分の意見に対する反論を考えてみてください（思考実験）。複数の意見を脳内で戦わせることで、多角的な視点と広い視野を身につけることができます。

絶対に
あいつが悪い！

本当に
そうかな？

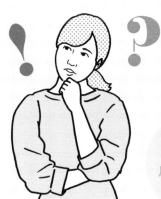

自分で自分に
反論してみよう

「できない…」のは
なぜ？

困ったあの人の
行動の謎

恋愛・結婚の
謎を解く

メンタルの謎を解く

脳にいいこと・
成功の謎を解く

不思議な出来事も
脳で解明する！

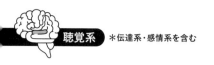

最近、なんだか
幸せが感じられない……

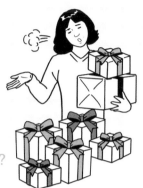

幸せを感じているのはココロではなく脳だった!?
幸福感と脳の関係が、
近年の研究で次第に明らかになりつつあります。

なんらかの原因で脳の"幸せ感度"が落ちている

　幸福感が脳の中でどのように生み出されて、どのように処理されているのかはほとんどわかっていません。しかし、幸福感には脳の複数の働きが関わっていることは明らかになっています。なかでも報酬系と呼ばれる神経回路の働きは、幸福感に深く関わっています。報酬系は、脳幹の最上部にある中脳の腹側被蓋野から大脳基底核の側坐核へとつながる回路で、腹側被蓋野から放出されたドーパミンの通り道になっています。

　ドーパミンはセロトニンと並ぶ幸福ホルモンで、いずれもタンパク質を原料とし、つくられる際に鉄分を必要とします。ですから、これといって不幸な出来事もないのに幸せが感じられないときは、鉄分不足（貧血）の可能性があります。生理中や妊娠中の女性は特に気をつけてください。

　ほかに考えられる原因としては、運動不足があります。セロトニンは日光と反復運動によって増えるので、外に出て歩くだけでも幸福感が上がります。セロトニンは笑顔をつくる（口角を上げる）ことによっても放出されます。理由がなくても笑顔になるだけで、脳は幸せを感じるのです。

　また、頭頂葉にある楔前部（けつぜんぶ）は、視覚系脳番地で空間認知に関わっているだけでなく、人の自意識にも関係していることが以前から示唆されていました。

　加えて、聴覚系と伝達系の脳番地が弱く、言語能力が低下しているためにコミュニケーションがうまく取れずに、ストレスがたまって幸福感が乏しくなることもあります。このような場合は気の合う友人に電話をかける、カフェの店員さんに話しかけるなど、会話による気分転換をはかってください。

幸せを感じるトレーニング

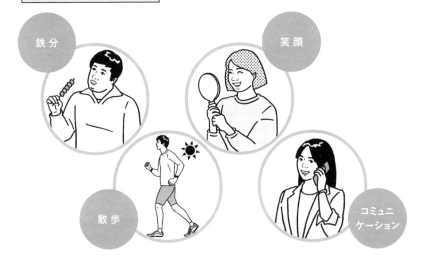

鉄分

笑顔

散歩

コミュニ
ケーション

＼ 加藤先生からひと言 ／

WHOによると世界人口の約25％が貧血で、うち半分が鉄欠乏性貧血です。鉄不足はパニック障害、寝ると足がかゆくなるむずむず脚症候群の原因にも。食品やサプリメントで補いましょう。

「できない…」のはなぜ？

困ったあの人の行動の謎

恋愛・結婚の謎を解く

メンタルの謎を解く

脳にいいこと・成功の謎を解く

不思議な出来事も脳で解明する！

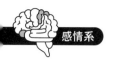

感情が高ぶると
涙が出てくるワケ

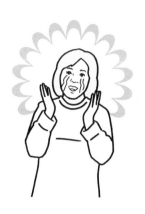

感動の涙と悔し涙の違いは？
年をとると涙もろくなるって本当？
涙の種類とそのシステムを探ります。

共感性とストレスが"涙腺崩壊"の2大要因

　泣く、笑う、震えるなどの身体的な表現を伴う、一時的で急激な感情の動きを脳科学用語で「情動」といいます。一般的には「情緒」「感受性」と呼ばれています。

　いわゆる"涙もろい"人は、状況がすばやく理解でき、なおかつ共感性が高い人です。見たものが映画やドラマという作り物であっても、登場人物に感情移入して泣いてしまいます。お年寄りに多いのですが、それは人生経験が多い分だけ共感できる場面が多いから。加齢によって物理的に涙腺がゆるむわけではありません。

　悔し涙や嬉し泣きはストレス反応の一種。強い感情は交感神経を緊張させますが、その負荷を解放するために副交感神経が優勢になると涙が出るしくみになっています。普段泣かない人でも、疲れなどでストレス耐性が下がっているときには、ささいなきっかけで泣いてしまうことがあります。

　かつて謝罪会見で号泣し物議を醸した元代議士のような、常軌を逸した泣き方は「感情失禁」と呼ばれる情動障害の一種です。

泣くまでにいたる道のりは、体験➡感情➡涙という順番です。したがって、泣くのを我慢したいときには、頭の中でまったく違う体験を思い出したり想像したりして、感情を変えてしまえばいいのです。

　これを日常的に行っているのが、俳優です。映像作品は舞台と違い、演じるキャラクターの感情の変化を順番通りに撮影するとは限りません。いきなり「泣いてください」「笑ってください」といわれ、瞬発的に感情表現をしなければなりません。ですから、表現したい感情を誘発するような状況を頭の中で想像し、涙を流したり笑顔をつくったりするのです。

涙が出るプロセス

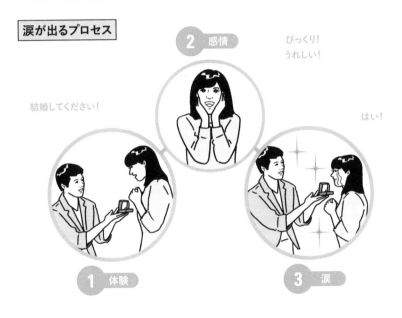

2　感情　びっくり！うれしい！

結婚してください！

はい！

1　体験

3　涙

＼ 加藤先生からひと言 ／

感情表現を抑圧してばかりいると、感情系脳番地の働きが弱くなってしまいます。泣けるときにはしっかり泣き、笑えるときにはしっかり笑う。我慢のしすぎは禁物ですよ。

「できない…」のはなぜ？

困ったあの人の行動の謎

恋愛・結婚の謎を解く

メンタルの謎を解く

脳にいいこと・成功の謎を解く

不思議な出来事も脳で解明する！

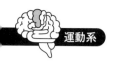

心が締め付けられる ような感覚。 脳で何が起こっている？

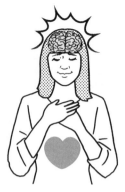

切なさ、苦しみ、悲しみ……
さまざまな感情が息苦しさを引き起こします。
そんなとき脳はどんな状態になっているのでしょうか？

文字通り、息が苦しくなって脳も呼吸できなくなる

　呼吸には、随意呼吸と不随意呼吸があります。私たちが普段、睡眠中にしている呼吸は不随意呼吸で、脳幹の延髄、橋がコントロールしています。一方、運動しすぎて苦しいときには大きく息を吸ったり、吐いたりと深呼吸します。これは随意呼吸で、大脳の運動系からの指示で呼吸筋を動かしています。

　ところが、不安や緊張、恐怖、疲労、興奮などの刺激が加わると、「心が締め付けられる」「胸が苦しい」といった肺のあたりが圧迫されて呼吸ができなくなっている感覚になります。興味深いことに、こういうときは実際に呼吸の仕方が変わり、吸気も呼気も速くなります。

　なぜこのようなことが起こるかというと、不安や緊張といった刺激に脳幹が過剰反応して過呼吸になった結果、肺の二酸化炭素が減るからです。肺の二酸化炭素が減りすぎると、脳の血管は自動的に収縮するようになっています。だから脳に酸素が十分に行き渡らずに頭がボーッとしてきます。この脳が呼吸できなくなる状態が、「心が締め付けられる」の正体です。

このように、呼吸は自律神経の影響を受け、感情の動きに伴って変化します。息が詰まるように感じたときは、意識してゆっくりと呼吸しましょう。呼吸を随意呼吸にシフトさせると、脳への酸素の供給が正常に戻り、苦しさが治まります。「ゆっくり吸って、ゆっくり長く吐く」ことを意識してください。

呼吸を意識的にコントロールすることで、「血圧や心拍数」だけでなく、海馬の働きや体の代謝・血糖・免疫システムなどにも変化がみられることがわかっています。

息が詰まるように感じたときの対処法

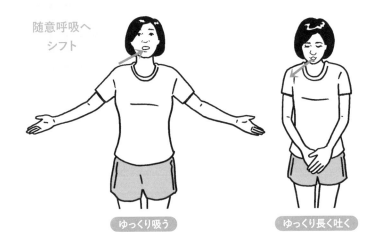

随意呼吸へ
シフト

ゆっくり吸う

ゆっくり長く吐く

＼ 加藤先生からひと言 ／

腹式呼吸をすると交感神経優位から副交感神経優位になり、心身がリラックスモードに入ります。何も考えず呼吸だけに意識を集中してみましょう。イライラするときや就寝前にもおすすめです。

「できない…」のは
なぜ？

困ったあの人の
行動の謎

恋愛・結婚の
謎を解く

メンタルの謎を解く

脳にいいこと・
成功の謎を解く

不思議な出来事も
脳で解明する！

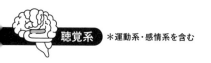

実際に体験していなくても
感情が揺れるのはなぜ？

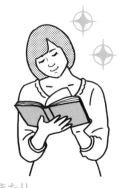

他人の体験談に興奮したり、小説を読んで泣けてきたり、
未来を夢見てニヤニヤしたり。
現実と想像の境い目がなくなっている？

想像したイメージを右脳がそのまま受け入れる

　脳にとって、現実とイマジネーションは何が違うのでしょうか。私を含むミネソタ大学MR研究センターのグループは、1990年代にMRIを使ってイマジネーションで使われる脳番地を可視化しました。現実に起こった出来事は、視覚情報が網膜を通じて、外側膝状体経由で後頭葉に届き、その後頭頂葉や側頭葉に送られます。イマジネーション実験では、現実に起こった出来事を脳内で再生するために、運動系、記憶系、視覚系などが実際に見たときよりも広範囲に活性化されていました。つまり、現実よりも想像する方が脳を活性化しやすいのです。ですから、想像力豊かな人は、現実と想像の区別がつきにくくなります。

　現実では目で見たものや耳で聞いた音がストレートに伝わり、言葉にならない「感動」が生まれます。イマジネーション脳が発達していれば、実体験でない物事にも同様に感動することができるのです。

　この"現実でない物事にも深く感動できる"という脳のしくみは、一歩間違うと洗脳や感化に結びついてしまうこともあります。

第２部　すべての答えは脳にある！

「できない…」のは
なぜ？

困ったあの人の
行動の謎

恋愛・結婚の
謎を解く

メンタルの謎を解く

脳にいいこと・
成功の謎を解く

不思議な出来事も
脳で解明する！

　また、人間の脳は先に右脳が発達し、文字体験が増えるにつれて左脳化していきます。左脳はアウトプットに長けており、右脳で生まれた感動を言葉に置き換えて表現します。それによって「感動」が「感想」へと変わります。

　感動を使って複数の脳番地を鍛える方法があります。たとえば音楽を聴いて感動すると、聴覚系と感情系の脳番地につながりができます。このとき、ただ聴くだけでなく、リズムに合わせて歌ったり踊ったりしましょう。先の２つの脳番地に運動系が加わり、脳番地同士のつながりが新たにつくられます。

　脳は異なる脳番地が連携して働いていますから、いつも使っている脳番地に別の脳番地をつなげてあげると、脳が広く刺激され成長します。

複数の脳番地を使って脳を鍛える

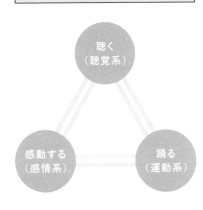

聴く
（聴覚系）

感動する
（感情系）

踊る
（運動系）

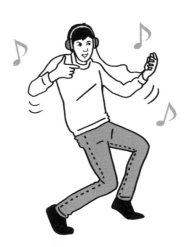

＼ 加藤先生からひと言 ／

知識欲が旺盛で記憶系・思考系ばかり使ってきた人は「もう知っている」ことが増え、新しい知識に感動しにくくなります。どちらかといえば高学歴の人にしばしばみられる傾向です。

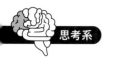

人はなぜ
罪を犯してしまうのか

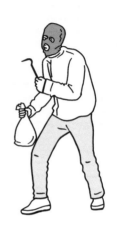

虐待、ひき逃げなどの卑劣な犯罪が
連日のように報道されていて嫌になりますね。
いったいどうしてなのでしょう?

やっていいことと悪いことをコントロールする前頭葉

　犯罪と脳の関係が一躍注目されるようになったのは、1966年の米テキサスタワー乱射事件がきっかけでした。40人を超す死傷者を出して警官に射殺された犯人チャールズ・ホイットマンを司法解剖したところ、前頭葉に腫瘍が見つかりました。彼がもともと学業優秀、温厚で明るい好青年だったことから、暴力的な衝動を腫瘍が誘発したのではないかと考えられました。

　法律を守るのか破ってしまうのか。また、犯罪計画を思いついたとして、実際に実行するのか思い留まるのか。こうした「比較」と「抑制」は前頭葉の働きが主体となって機能していると考えられています。上記の例のような腫瘍による圧迫や外傷による欠損のほか、睡眠不足などで脳が疲労しているときにも前頭葉の働きが鈍り、合理的に判断することや衝動を抑制することが難しくなります。刑法でいう「心神耗弱」には、極度の脳疲労が慢性的に継続している状態も含まれています。以上のことから、人は前頭葉の機能が落ちると犯罪に走りやすくなるといえます。

　たとえば100万円が必要だとします。ふつうなら「会社の金を横領したら

逮捕される。でも親戚に頭を下げて借りるのは犯罪ではない」と、自分がやりたいことを法律に照らし合わせて合法な方を選択します。しかし、前頭葉の働きがひどく低下しているときには、それができません。罪を犯して捕まったあと、「悪いこととは思わなかった」「ああするよりほかに仕方なかった」という人の中にこのパターンがあります。

　窃盗犯の中には、脳萎縮が原因で窃盗症（クレプトマニア）を患っている人もいます。この場合は心神耗弱が認められないことが多いです。

前頭葉の働きが鈍ると合理的判断ができない

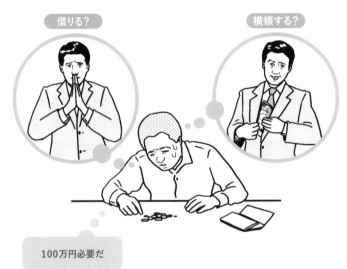

借りる？

横領する？

100万円必要だ

＼ 加藤先生からひと言 ／

人生はつねに比較・選択の連続です。比較能力と選択眼はビジネス、家族、自己投資、健康などあらゆる分野の成功に欠かせないもの。経験を積んで磨き続けましょう。

「できない…」のは
なぜ？

困ったあの人の
行動の謎

恋愛・結婚の
謎を解く

メンタルの謎を解く

脳にいいこと・
成功の謎を解く

不思議な出来事も
脳で解明する！

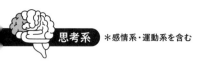

激しい感情のストレスが衝動的な犯行を引き起こす

　殺人や傷害といった暴力的な犯行では、怒りが引き金になることも多いようです。怒りのような激しい感情は心身にとって大きなストレスになります。そこで「ストレスから解放されたい」という目的が生じます。人が目的意識をもつと脳の中では報酬系が活発になり、ドーパミンが分泌されてやる気がみなぎります。それ自体はまったく悪いことではないのですが、問題はそのやり方です。だれかれかまわず怒る人（➡ P.68）の項で触れたように、感情系脳番地が過熱して思考系脳番地に影響を与えてしまい、衝動的な犯行に走りやすくなってしまうのです。普段から怒りや恨みをため込んでいる人は、そうでない人に比べると犯罪者になる可能性が高いといえるかもしれません。

　感情系脳番地を爆発させないためには、ほかの脳番地にもっと大きな負荷を与えて意識をそらす「脳番地シフト」が有効です。おすすめは体を動かして運動系脳番地へシフトすること。腹がたったりイライラしたら、とにかく何も考えないで手足を動かしましょう。

腹がたったときは

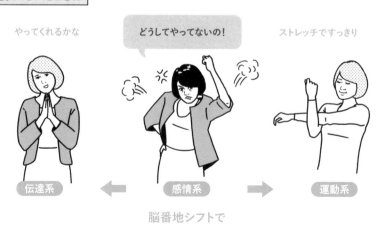

やってくれるかな　　どうしてやってないの！　　ストレッチですっきり

伝達系　　←　　感情系　　→　　運動系

脳番地シフトで
意識をそらす

本来の目的をはっきりさせて犯罪以外の手段を選ぶ

　計画的な犯罪は別ですが、"カッとなってつい"罪を犯す場合、その犯罪自体が目的ではなかったはずです。「自分が本当にやりたいこと」を思い出す時間をつくり、「自分ができることの選択肢」を10個以上考えてください。脳のエネルギーをひたすら自分に向けることで犯罪は防げます。

本来の目的を思い出す

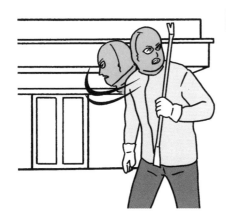

強盗してやる

待てよ、本当はお金が必要なだけだ

働く…? 借りる…?

 ADVICE

伝達系へ脳番地シフトして
おだやかに主張を通す

　幼い子どもが自分の気持ちをうまく伝えられず、言葉に代わる手段として暴力に訴えることがあります。大人による暴力犯罪も、本質的にはそれと同じなのではないでしょうか。言語を司る左脳の伝達系を鍛え、自分の主張を適切に表現する力をつけたいものです。

「できない…」のはなぜ？

困ったあの人の行動の謎

恋愛・結婚の謎を解く

メンタルの謎を解く

脳にいいこと・成功の謎を解く

不思議な出来事も脳で解明する！

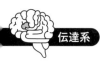
科学の世界で ねつ造や盗作が 止まらないワケ

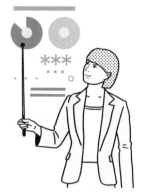

高学歴で賢いはずの科学者たちが、
なぜ、ズルや不正に走ってしまうのか？
凡人には理解しがたい、ねつ造・盗作の謎に迫ります。

脳の強すぎる願望を、研究者教育の不備が後押しする

2014年、イギリスの科学誌『ネイチャー』に発表されたSTAP細胞の論文に改ざん、ねつ造の不正があったことが発覚。連日マスコミで報道され、日本中の注目を集めました。

残念ながら、学問の世界で論文の盗作や、著作権トラブルは日常茶飯事です。本人が直接やっていない研究を平気で発表するケースもまかり通っています。ねつ造や盗作は“意図的な”犯罪であり、「認められる」「出世する」などの明確な目的があります。強烈な目的意識（執着）をもつと、脳が過集中の状態になり、罪悪感が消滅します。このような人は虎視眈々とチャンスを狙い、警戒体制をすり抜けて自分の目的を果たします。

日本の法律のゆるさにも問題があります。アメリカの大学で同じことをすれば本人は即刻退学、担当教授も連帯責任で解雇されるのは必至です。研究者が個室（密室）にこもって研究をするというシステムや、本人の主張を本当かどうか再検証する人手と予算が足りないことも、不正を助長しています。事実を明るみに出せるのは、内部告発だけなのですが、日本の学術組

織は名誉を守るために隠蔽していることも少なくありません。

STAP細胞騒ぎの発端は、インターネット上に流れた匿名の告発だったといわれています。日本の場合、盗作やねつ造論文の問題だけでなく、研究者へのモラル教育が十分とはいえません。研究論文は、著者が嘘をついた場合、嘘の情報で世界中の研究者を動かしてしまうことになります。このような事態をいかに防ぐかは研究者自身の良識にかかっています。

研究論文に対する信用は、社会の情報化によって損なわれつつあります。論文が信用を得るためには、「再現性」の検証と、論文を書いた研究者自身の人格・モラルが今まで以上に重要視されることになります。

不正が起こるしくみ

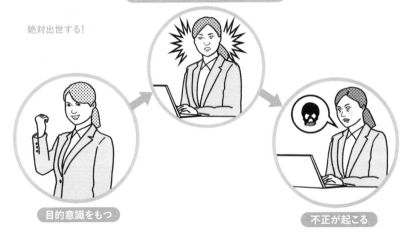

絶対出世する！

目的意識をもつ

脳が過集中になり、罪悪感が消滅

不正が起こる

＼ 加藤先生からひと言 ／

科学は時代のニーズと共に変化します。かつての「金縛り」が今や「睡眠障害」と呼ばれるように（→P.202）、UFOや幽霊も再現性が確認され、"科学的に正しい"となる日も近いかもしれません。

P156

深呼吸や坐禅は
脳にいいって本当？

P160

オトナになってからの
学習は意味がある？

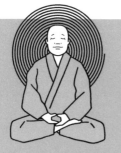

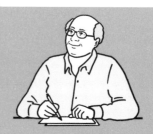

脳にいいこと・
成功の謎を解く

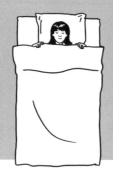

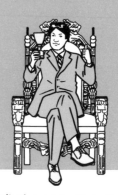

睡眠は脳にどのくらい
影響を与えるの？

P164

成功している人の
脳の使い方を知りたい！

P168

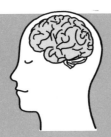

P172

脳を完全に
休ませることはできる？

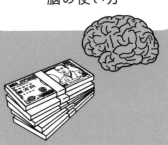

P174

お金持ちになる人の
脳の使い方

瞑想をする、しっかり睡眠をとる、手を動かす……
一般的に脳にいいといわれていれていることは実際に効果があるのか、
脳からみていきます。また、成功者やお金持ちになる人の脳の使い方
を紹介します。

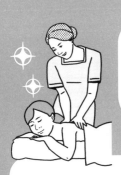

手を動かすと
脳にいいって本当？

P178

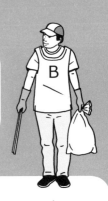

アロマテラピーは
なぜ癒される？

P182

ボランティアを
行う人ってどんな脳？

P184

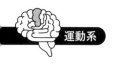
深呼吸や坐禅は
脳にいいって本当？

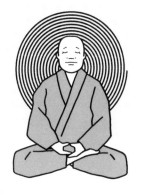

イチロー選手や京セラ創業者・稲盛和夫氏など
多くの成功者が坐禅を実践しているとか。
坐禅の何が脳にいいのか、くわしくみてみましょう。

神経細胞が正常に機能するには毛細血管に酸素が必要

　横隔膜、肋間筋、腹直筋など呼吸をするのに使われる筋肉は、随意と不
随意の両方でコントロールされています（➡ P.144）。

　通常時の呼吸は、1分間に12回くらいです。呼吸の重要な役割は、体の
隅々の細胞に酸素を届けて、二酸化炭素を回収することです。そのために、
細胞にもっとも近い毛細血管に酸素の入った動脈血を送る必要があります。
特に脳には1000億以上の神経細胞があり、それらが正常に働くためには
大量の酸素が必要となります。

　呼吸で脳に酸素が届かなくなる例としては、いびきや鼻炎、鼻づまり、扁
桃腺肥大、アデノイド増殖症などの鼻や口腔の疾患が挙げられます。ひど
い場合には睡眠時無呼吸症候群を引き起こし、十分な量の酸素を取り込む
ことができなくなってしまいます。

　呼吸や睡眠のほかに月経、脈拍など多くの生体リズムが、その司令塔で
ある脳と相互に影響し合っています。ですから、脳のリズムが乱れると生体
リズムが乱れ、生体リズムが乱れると脳のリズムも乱れます。

第2部　すべての答えは脳にある！

「できない…」のはなぜ？

困ったあの人の行動の謎

恋愛・結婚の謎を解く

メンタルの謎を解く

脳にいいこと・成功の謎を解く

不思議な出来事も脳で解明する！

　深くゆっくりとした呼吸は全身に酸素を行き渡らせ、脳にも酸素を届けます。ためしに今ここで、深呼吸をしてみましょう。胸や背中の筋肉が伸展・収縮し、横隔膜が上下するのがわかるでしょうか。何度か繰り返すうちに、首や肩、腕、顔の筋肉がゆるんで楽になるのが感じられると思います。さらに続けていくと、だんだん頭の中が静かになってきませんか？

　逆にいうと、深呼吸をしているときに緊張したり、考えごとをするのは難しいのです。「深呼吸をしよう」と意図するだけでも脳がリラックスモードに入り、心身が安らぎます。

深呼吸の効果

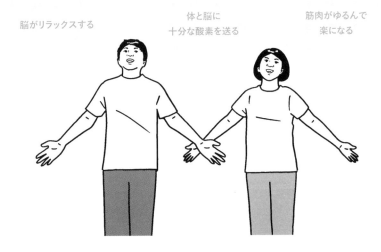

脳がリラックスする　　　体と脳に十分な酸素を送る　　　筋肉がゆるんで楽になる

＼ 加藤先生からひと言 ／

睡眠中10秒以上の呼吸停止が1時間に5回以上あると、睡眠時無呼吸症候群と診断されます。不眠、抑うつ、高血圧、肥満の傾向があり、いびきをかく人は要注意です！

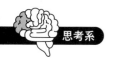

坐禅が脳に与える好影響は腹式呼吸によるものだった

臨済宗・曹洞宗・黄檗宗に代表される禅宗のお寺では、坐禅が修行の中心を占めています。宗派によって体の向きや座り方が少しずつ異なりますが、「調息」といって呼吸を非常に重視する点で共通しています。また、チベット密教でも同様の呼吸法が行われています。

これまでにハーバード大学、スタンフォード大学、カリフォルニア大学ロサンゼルス校 (UCLA) などが瞑想と脳の関係性を調べてきました。「幸福感が上がる」「思考が明晰になる」「集中力が増す」「情緒が安定する」など、脳機能が向上することが明らかになっています。さらに、海馬の成長を促すという報告もあります。

口で吸って口で吐いたり、鼻で吸って鼻で吐くと胸が広がる胸式呼吸になりやすいです。鼻から息を吸ってお腹を膨らませ、吐くときは口から少しずつゆっくり吐いてみてください。ゆっくりと吐く呼吸をすると、脳の毛細血管にも酸素が行き渡り、神経細胞での酸素消費の効率もよくなります。以上のことから、坐禅が脳にいいのは“型”や“特別なポーズ”ではなく“呼吸”がポイントであるといえます。

腹式呼吸のやり方

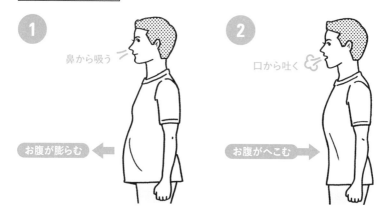

鼻から吸う

お腹が膨らむ

口から吐く

お腹がへこむ

第2部　すべての答えは脳にある！

「できない…」のは
なぜ？

困ったあの人の
行動の謎

恋愛・結婚の
謎を解く

メンタルの謎を解く

脳にいいこと・
成功の謎を解く

不思議な出来事も
脳で解明する！

何かあっても何もなくても腹式呼吸で気持ちスッキリ！

イライラするときや緊張しているときこそ腹式呼吸をしましょう。仕事の合間や移動中などの時間つぶしにも腹式呼吸を取り入れてみてください。何もせず呼吸にのみ集中することで、思考系脳番地がリフレッシュされます。漫然とスマホをいじるよりずっと健康的ですよ。

ADVICE

長く吐くことを意識して 呼吸の効果を高めよう

腹式呼吸のいいところは、いつでもどこでも手軽にできてお金もかからないこと。続けるとお腹にぜい肉もつきにくくなります。歩きながら、トイレで、カフェで、電車の中でも、周囲に気づかれることなく実践できます。さまざまな呼吸法がありますが、脳を活性化させるには吸う息よりも吐く息を長くするのがポイントです。

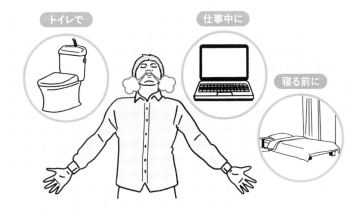

トイレで　　仕事中に　　寝る前に

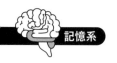

オトナになってからの学習は意味がある?

習いごとや趣味に精を出す中高年やお年寄り。
政府や自治体が奨励する生涯学習には、
はたして意味があるのでしょうか?

未使用の潜在能力細胞を使って新たな伝達回路をつくる

　1965年に国連のユネスコによって最初に提唱された生涯学習という概念は、1972年頃から世界に広がり、日本では1990年に生涯学習振興法が制定されました。一般に「人々が自己の充実・啓発や生活の向上のために、自らの意思に基づいて生涯を通じて行う学習」と定義されています。その内容は、文化、スポーツ、ボランティア、趣味など多岐にわたります。

　神経細胞の数は加齢と共に減少しますが、それでも多くの未熟な神経細胞が使われずに残っています。これを私は潜在能力細胞と呼んでいます。脳は、何か初めての経験をするたびに新しい情報伝達回路をつくって働き始めます。潜在能力細胞を成長させる新しい挑戦こそ、生涯学習によってもたらされる最大の恩恵といえます。俳句なりマラソンなり、中高年になってから新しいことを始めた人たちの脳を調べると、みな活発で若々しい状態を保っています。「六十の手習い」という言葉がありますが、60歳どころか80歳でも90歳でも成長できるしくみが、脳には備わっているのです。

　学校に通った年月が長ければ長いほど、アルツハイマー型認知症になり

にくいという統計があります。脳を使うと新陳代謝が活発になり、脳が成長します。また、アミロイドβという老廃物（アルツハイマー患者の脳に多くみられる）が脳にたまりにくくなります。学校教育を終えたあと、生涯学習を続ける年数もやはり長いほどボケにくいと考えられます。

　また、若い頃バリバリ脳を使っていた人ほど、使わなくなってからの反動が大きくなると考えられています。

生涯学習の効果

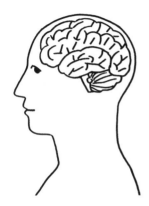

生涯学習
（新しい経験）

➡

潜在能力細胞
の活性化

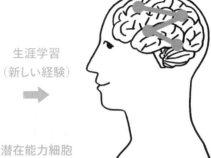

新しい情報伝達回路がつくられる

＼ そのとき脳は…… ／

日中に髄液中に排出される約1.3倍量のアミロイドβが睡眠中に排出されるという報告があります。50歳を過ぎたら「よく学び、よく寝る」生活で脳を若々しく保ちましょう。

「できない…」のは
なぜ？

困ったあの人の
行動の謎

恋愛・結婚の
謎を解く

メンタルの謎を解く

脳にいいこと・
成功の謎を解く

不思議な出来事も
脳で解明する！

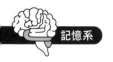

学校の“勉強”と生涯学習の“学び”はまったく違う

　私たちの多くは「勉強する」「学ぶ」というと、机に向かって教科書を読んだり問題集を解くことだと思っているのではないでしょうか。

　しかし、前のページで述べたように、脳にとっての学習とは“初めての経験をする”ことにほかなりません。これから生涯学習をしようと思うなら、かつて学んだことの「学び直し」より、何か「新しい学び」に挑戦するのがおすすめです。

　とはいえ、あまりにもハードルが高いと脳にストレスを与えます。自治体の生涯学習センターの講座やスクール、サークルなどを選ぶ際には、自分が楽しくやれそうなこと、好奇心をそそられることを選びましょう。わくわくしながら学習すると感情系脳番地が活発になり、隣接する記憶系脳番地にも影響を与えるので、物忘れの予防にも役立ちます。学業と違い、やってみておもしろくなかったらやめて別のことをすればいいのですから、失敗を恐れず気軽に取り組んでください。20〜40年間会社に勤めて引退したあと、何もせずダラダラ過ごすのがいちばん脳によくありません。

わくわくすることに挑戦しよう

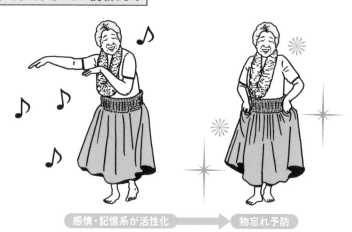

感情・記憶系が活性化　➡　物忘れ予防

第2部　すべての答えは脳にある！

「できない…」のは　なぜ？

困ったあの人の　行動の謎

恋愛・結婚の　謎を解く

メンタルの謎を解く

脳にいいこと・　成功の謎を解く

不思議な出来事も　脳で解明する！

大人だからこそ学習することに意味がある

　放置された自転車がどんどん錆びついていくように、使われない脳はみるみる退化していきます。「高校・大学で学びはおしまい」というのは寿命が60年だった頃の古い考え方です。人生100年時代といわれる今、40歳50歳になっても学習し続けることは非常に大切で有意義なことなのです。

ADVICE

楽しい目的を与えると
脳は喜んで学ぼうとする

　93歳で俳句を習い103歳で句集を出した人、70歳でマラソンを始めて世界シニア記録を達成した人……生涯学習の先人たちは口を揃えて「楽しい目的を見つける」ことをすすめます。

　これこそまさに脳の特性を生かした学習法。さらに期日を設けると、脳がフル稼働してくれますよ。

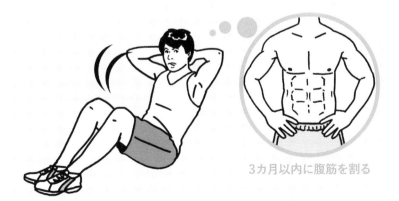

3カ月以内に腹筋を割る

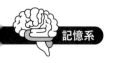

睡眠は脳に
どのくらい影響を
与えるの？

睡眠不足は健康によくないといわれる一方で
人生の3分の1も寝て過ごすのはもったいないと
いう人もいますが……？

睡眠中の脳は休んでいるだけではない！

　睡眠と覚醒は、睡眠中枢と覚醒中枢が互いに抑制し合うことで発生します（➡P.58）。生産性の向上や健康を求めるなら睡眠は不可欠です。

　睡眠の役割は、単純に脳と体を休息させて処理能力を回復することだけではありません。その1つは老廃物の排出です。脳活動に伴って生まれた老廃物は脳脊髄液に排出されますが、睡眠中にはその働きが特に活発になります（➡P.161）。限界を超えて覚醒し続けると脳が過活動になり、老廃物が十分に排出できず、脳に沈着してしまいます。

　もう1つは記憶の定着です。特に重要なのはノンレム睡眠と呼ばれる深い眠りです。昼間のうちに海馬に蓄えられた短期記憶が大脳皮質へ送られ、新たな神経回路がつくられて長期記憶になります。長期記憶のうちエピソード記憶は「思い出」として心に残ります（➡P.130）。これが定着しないと"生きている実感"が薄くなります。ノンレム睡眠は、血中のコルチゾール・血圧・脈拍・深部体温が低下する深い眠りです。深い睡眠が得られず睡眠障害が重くなると、うつ病や自殺願望などを引き起こす可能性があります。

「できない…」のはなぜ？

困ったあの人の行動の謎

恋愛・結婚の謎を解く

メンタルの謎を解く

脳にいいこと・成功の謎を解く

不思議な出来事も脳で解明する！

　また、睡眠中に下垂体から分泌される成長ホルモンは骨や筋肉をつくり、傷ついた細胞を修復します。「寝る子は育つ」ということわざは真実で、若い人ほどたくさん眠る必要があります（赤ちゃんはほぼ1日中寝ています）。免疫システムの増強も睡眠中に行われるので、睡眠が足りないと病気やケガが治りにくくなります。

　睡眠と食欲との関連を調べた実験では、睡眠時間が短いとレプチンという食欲抑制ホルモンの分泌量が低下して血中濃度が下がり、食欲を増進させるグレリンが増加することがわかりました。夜更かしが肥満を招く、というわけです。

睡眠による効果

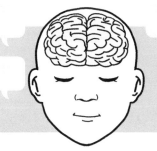

食欲抑制ホルモン分泌　　　　　　　　成長ホルモン分泌

老廃物排出　　　　　　　　　　　　免疫システム増強

記憶の定着

＼ 加藤先生からひと言 ／

私もかつては午前2時や3時まで仕事していましたが、午後10時半に寝るように変えたら3カ月で体重が8kg減りました。こんなに簡単なダイエットがほかにあるでしょうか？

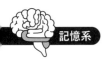

脳にとってベストな睡眠時間は7〜8時間

およそ8割の成人にとって最適な睡眠時間は7〜8時間。育ち盛りの中高生なら、毎日9〜10時間は寝たいところです。日本人の平均睡眠時間は6〜7時間で、先進国のなかでも短いことが問題視されています。ただ、必要な睡眠時間には個人差があり、遺伝的な要素も影響しています。

6時間未満の睡眠でも元気に活動できる「ショートスリーパー」もいますが、一般的には睡眠時間が短いことで心臓に負担がかかりやすくなります。また、脂肪を取り込みやすいため、太りやすい体質になります。1日3時間しか寝なかったというナポレオンの伝説が有名ですが、短命でしたね。

逆に、毎日10時間以上の睡眠を必要とする「ロングスリーパー」もいます。天才物理学者アインシュタインや、2002年にノーベル物理学賞を受賞した小柴昌俊博士がロングスリーパーとして知られています。

夜は十分寝ているにもかかわらず、日中に耐えがたい眠気と居眠りを頻繁に繰り返す場合は過眠症（ナルコレプシー）という睡眠障害や睡眠時無呼吸症候群、うつ病などが考えられます。専門医を受診してください。

入眠しやすい時間帯も人によって異なりますが、一般に午後9時から午前3時が"ゴールデンタイム"だといわれています。

必要な睡眠時間には個人差がある

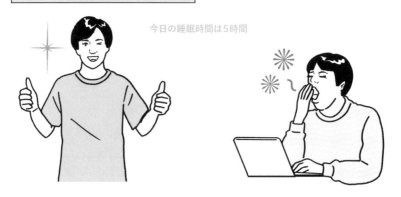

今日の睡眠時間は5時間

キケン！徹夜明けの脳は酔っ払いと同じ!?

　慢性的な睡眠不足でなくても、徹夜明けで仕事をするとミスが倍増することがミシガン州立大学の実験で明らかになっています。20時間連続で起きていたときの脳の反応速度・認知機能は、泥酔時に相当するとの報告もあります。十分な睡眠時間を確保して、脳を元気に保ちましょう。

ADVICE

現状を知ることが
脳によい眠りへの第一歩

　自分自身の睡眠状態を実はよくわかっていない人がほとんど。就寝（寝床に入った時間）・入眠・覚醒・起床と途中で目が覚めた時刻を、まずは2週間ほど記録してみてください。不眠症の治療でも「睡眠日誌」が推奨されています。睡眠記録に特化した無料アプリもたくさんあります。

〇月〇日（月）
就寝 23:30
入眠 0:00
目が覚める 2:30
覚醒 6:30
起床 7:00

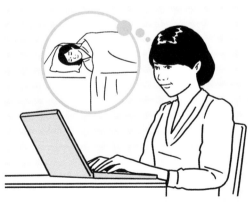

「できない…」のは　なぜ？

困ったあの人の　行動の謎

恋愛・結婚の　謎を解く

メンタルの謎を解く

脳にいいこと・　成功の謎を解く

不思議な出来事も　脳で解明する！

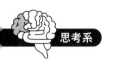

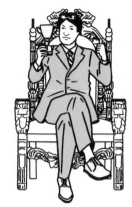

成功している人の
脳の使い方を知りたい！

成功者と呼ばれる人たちが、
特別変わった脳をもっているわけではありません。
使い方が違うんだろうと思うのですが……？

脳のしくみをうまく使って夢を叶える

　ボクシングの元WBA世界ライトフライ級王者で、現在タレントとしても活躍している具志堅用高さんによると「頭のてっぺんで」戦わないと負けるのだそうです。実は、頭頂部には全体像を見る脳番地とフットワークに関係する脳番地があります。具志堅さんは対戦相手の動きを肉眼より先に脳で見ていたのです。また、ある漫画家は絵を描いていると「後頭部が熱くなる」といいます。実際に、脳活動が起こっている領域では血流が増えるため、脳表面の温度がわずかに上昇することがわかっています。つまり、本人は後頭葉の視覚野の活動を体感しているのですね。このように、誰に教わったわけでもないのに脳の働きをうまく使って成功する人たちを天才肌というのでしょう。

　2016年に亡くなった世界的ロックスターであるプリンスは生前「自分の聴きたい音楽がないからつくった」と語り、完璧主義を貫いて作詞作曲・演奏・歌唱・レコーディングまですべて自分で行っていました。あれこれ不満をこぼすのではなく「ないならつくればいい」「不都合なら変えればいい」という発想で、自分の脳が意欲的になるようなプロジェクトを立ち上げて実行する。

「できない…」のはなぜ？

困ったあの人の行動の謎

恋愛・結婚の謎を解く

メンタルの謎を解く

脳にいいこと・成功の謎を解く

不思議な出来事も脳で解明する！

実業家の堀江貴文さんがまさにこのタイプです。

　故スティーブ・ジョブズがいつも同じ服を着ていたことや、野球のイチロー選手やラグビーの五郎丸歩選手のルーティンは、成功者が脳を効率よく使っていることを示しています。ただの験担ぎやおまじないではなく、選択肢が多いことから生じる迷い、すなわち不確定要素を減らすことで脳の負担を軽減しているのです。そして「この服を着る／ポーズをとると、うまくいく」という成功体験を重ねるたびに、脳の中でそれが真実となります。

　以上をまとめると、成功者は自分のやりたいことを「脳が働きやすい方法で、脳に負担をかけずに」行っているといえます。

毎日同じ服を着ることの効果

選択肢が多いことから生じる迷い（不確定要素）が減る　→　脳の負担軽減

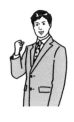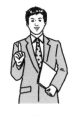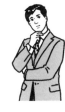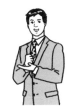

月曜日　火曜日　水曜日　木曜日　金曜日

＼ 成功する人はこんな人…… ／

私は脳を知りたかったので、脳計測技術を次々に発見してきました。出る杭が打たれるような世の中で成功するには、変人扱いされるぐらいがちょうどいい。価値観が異なる環境に身を置いてみるのもおすすめです。

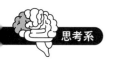

学校と同じ脳の使い方は社会に出たら通用しない

　私たちの多くは保育園から大学、人によっては大学院を卒業するまでのおよそ20年間を学校などの教育機関で過ごします。

　その間、生徒たちは教科書に書かれた文字と教師の話す言葉を通して膨大な知識を頭につめ込み、決められたカリキュラムをひたすら消化します。最終的に成績を決めるのは、試験の点数と内申点であり、偏差値という相対評価によって優劣が決まります。このような日本の学校教育では、言語（左脳）を使った理解力・思考力に優れ、やれといわれたことだけを黙々とこなす受動的な脳が養われます。

　こうした脳をそのまま社会にもち込むと、いわゆる「指示待ち」になってしまいます。斬新なアイデアを思いつくことも、成功を信じてわが道を行くこともできない。これから先、AIの普及が進めば、ますます「役立たず」のレッテルを貼られてしまうでしょう。

　実社会で必要なのは、状況を察知する・先輩の仕事を見て盗む・体で覚えるといった非言語的な能力（右脳）をもつ能動的な脳。それは自ら積極的に学ぼうとする姿勢がなくては手に入らないものです。

社会で求められる脳の使い方

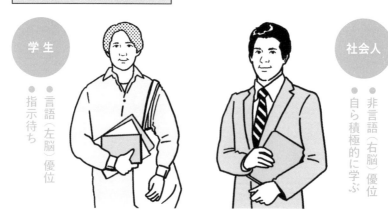

学生
● 指示待ち
● 言語（左脳）優位

社会人
● 非言語（右脳）優位
● 自ら積極的に学ぶ

世間的な成功と個人的な成功は似て非なるもの

　残念ながら、社会的な成功と個人的な幸福が結びつかないこともあります。キャリア、家族、富に恵まれた成功者の中にも、自己肯定感（➡ **P.118**）の低い人がいて、自殺するケースも少なくありません。自分にとっての成功とは何か？ その定義を明確にしておくことが大切です。

ADVICE

他人がつけた点数よりも
自己評価を信頼しよう

　どんな世界でもつねに上には上があるものです。自分の能力を他人と比べて一喜一憂することに意味はありません。大切なのは、昨日の自分より今日の自分が成長しているかどうか。自分で自分に点数をつけ、できているところはできていると認めることが大切です。

Aには及ばないけど、
毎日成長できているからOK

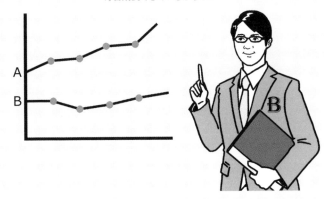

「できない…」のはなぜ？

困ったあの人の行動の謎

恋愛・結婚の謎を解く

メンタルの謎を解く

脳にいいこと・成功の謎を解く

不思議な出来事も脳で解明する！

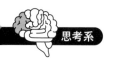
脳を完全に
休ませることはできる？

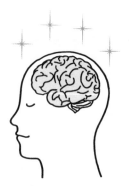

いろんなことがありすぎて、頭の中がいっぱいいっぱい。
パソコンみたいに「とりあえず電源オフ！」
というわけにはいかないのでしょうか？

24時間365日働く脳を止めることはできないが……

　何もしないでぼんやり景色でも眺めていれば脳が休まるだろう──と多くの人が考えています。ところが、私たちの脳は、起きていても寝ていても、かなりのエネルギーを脳で消費しています。脳の重量は、体重の約2.5％にもかかわらず、脳の安静時代謝量は全身の約20％なのです。

　実際に睡眠中も脳はさかんに働き、老廃物を排出したり記憶を整理したりしています。不眠不休で働く脳を“完全”に休ませることはできません。

　ぼんやりしているときにも、いつでも発車できるようエンジンをかけたまま停車している自動車のように、これから起こる出来事に備えて特定の脳のネットワークを待機させているという仮説「デフォルト・モード・ネットワーク（DMN）」もさかんに研究されています。

　このようにいつも頑張っている脳にとって、休息とはすなわち“負荷の軽減”です。そこで、普段あまり使っていない脳番地を使いましょう。その間、常日頃から酷使している脳番地を休ませることができます（＝脳番地シフト）。

　脳が疲れた状態でそのまま休んでも、疲れた脳番地は十分な休息がとれ

ません。そんなときこそ、いつもと違うこと・普段しないことをした方が逆に脳の疲れが取れる――というわけです。普段と違うことをするのですから、必ずしも"ゆっくり過ごす"とは限りません。いつもジャージでゴロゴロしているなら、ビシッとスーツを着て外に出ることが休息になります。

　それでも全然休まらないときは、脳内に未処理の情報が山積みになっている状態です。スマートフォンをもたずに1日過ごす、1週間テレビなしで生活するなど、できるだけ新しい情報を脳に入れないようにしてください。脳がものすごくスッキリしますよ。

情報を遮断して脳を休ませる

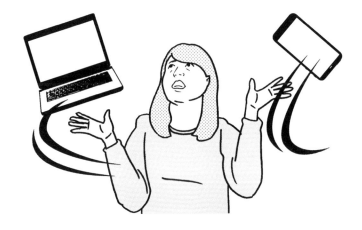

\ そのとき脳は…… /

脳番地シフトを体験するために、利き手と反対の手を使い、利き手で使った脳を休めてみましょう。また、伝達系脳番地を使っておしゃべりをしたら、次は聴覚系脳番地を使い人の話を聞いてみましょう。

「できない…」のはなぜ?

困ったあの人の行動の謎

恋愛・結婚の謎を解く

メンタルの謎を解く

脳にいいこと・成功の謎を解く

不思議な出来事も脳で解明する!

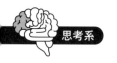
お金持ちになる人の
脳の使い方

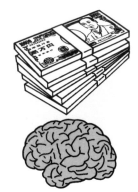

お金持ちになる方法論は山ほどありますが、
成果が出る人と出ない人がいるのはなぜ？
脳科学で説明できますか？

脳に備わる探査システムをお金のことに使っている

　月の満ち欠けに興味のある人は夜道を歩いているときに自然と空を見上げますが、興味のない人は顔を上げようともしません。脳には普段から意識しているものを探し出そうとする"引き寄せシステム"があり（➡P.188）、関心の薄い物事は自動的にスルーするようになっています。

　ですから、お金に無頓着な人の脳にはお金に関する情報がそもそも入ってきません。反対に、お金に強い関心がありお金を管理する時間・頻度が多い人の脳は、アンテナを張り巡らせて情報を探しています。お金を得るために知るべきこと、行くべき場所、会うべき人などを脳がどんどん見つけてくる。それは高給の求人、投資セミナー開催の知らせ、あるいは年収1000万円以上の会員が集まる婚活パーティーへのお誘いかもしれません（笑）。

　世界屈指の大富豪で投資の神様と呼ばれるウォーレン・バフェットは現在89歳ですが、6歳のときコーラを転売して小遣いを稼ぎ、11歳で株式投資を始めました。同級生が誕生日に自転車を買ってもらうことを考えていたとき、彼はお金を増やすことを考えていたのです。

「できない…」のは
なぜ？

困ったあの人の
行動の謎

恋愛・結婚の
謎を解く

メンタルの謎を解く

脳にいいこと・
成功の謎を解く

不思議な出来事も
脳で解明する！

バフェットのようにお金を増やすことが好きなお金持ちもいれば、豪邸や高級車、あるいは地位や権力を得ることが好きなお金持ちもいます。彼らの共通点は、欲しいものは欲しいとはっきりしていること。自分の欲望にふたをせず、それを満たすためにお金を注ぎ込みます。

と同時に、欲しくないものには一切お金を使いません。バフェットは自家用ジェットを所有する一方で、食事はほとんどファストフード。IKEA創業者イングヴァル・カンプラードはバスで移動することが多く、飛行機に乗るときはエコノミークラスを利用するそうです。

お金持ちのお金の使い方

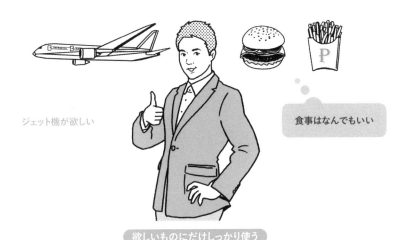

これください

ジェット機が欲しい

食事はなんでもいい

欲しいものにだけしっかり使う

＼ 加藤先生からひと言 ／

私は幼少期から倹約を実践していて、200万円の貯金を全額医学部1年目の学費にあてました。目先の利益にとらわれず"自己投資"という基準をもつと、お金を有効に使うことができます。

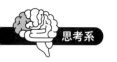
ふつうの人と違うからお金持ち？ お金持ちだから違う？

　自分の欲望に正直であるということは、自分の感情に敏感だということ。そういう人は往々にして他人の感情がわからないことがあります。

　そのため、従業員に腹を立てたり、家族を犠牲にすることも。また、世間から非難や嫉妬を浴びても知らん顔で自分のやり方を貫くので、どうしても対人関係でトラブルを起こしがちです。

　こうした傾向は、自閉症スペクトラムの特徴をもっている人にもみられます。情に流されていてはビジネスになりませんから、起業してお金持ちになる人は多少なりともその傾向があるでしょう。マイクロソフト共同創始者のビル・ゲイツやFacebook会長兼CEOマーク・ザッカーバーグもそのような個性が内在している可能性があります。

　大金持ちになる人は常人と違う感覚があるわけですが、資産総額がある程度に達するとお金の定義も変わるようです。自分が独占するべきものではなく"預かりもの"という感覚になる。とりわけ欧米では歴史的・文化的に「慈善事業はお金持ちの義務」という暗黙の了解があり、資産家の多くが多額の寄付やボランティアなどのフィランソロピー活動をしています。

起業してお金持ちになる人の傾向

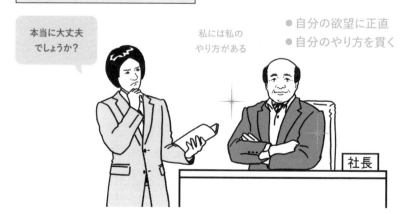

本当に大丈夫でしょうか？

私には私のやり方がある

● 自分の欲望に正直
● 自分のやり方を貫く

社長

お金に興味をもち、実際にお金を扱う時間を増やす

「お金持ちになりたければお金持ちのまねをしろ」といわれますが、それはお金持ちのように着飾ったりすることではなく脳をまねろということです。まずはお金に関心をもつことが重要です。家計簿をつけてお金を管理する時間を増やし、使いみちを明確にして優先順位をつけるなど、できることから始めましょう。

お金に関心をもつ

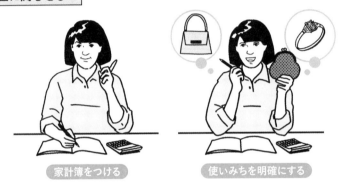

家計簿をつける　　　　使いみちを明確にする

ADVICE

**お金持ちの金銭感覚を
自分にも取り入れてみる**

お金持ちはよく「大きいお金、小さいお金」と口にします。前者は"預かっている"お金で、回す（投資する）べきもの。後者は自分のために使うお金という意味です。

いきなり投資をするのは難しいですが、小さいお金の総額が大きくなりすぎていないか確認してみましょう！

「できない…」のは
なぜ？

困ったあの人の
行動の謎

恋愛・結婚の
謎を解く

メンタルの謎を解く

脳にいいこと・
成功の謎を解く

不思議な出来事も
脳で解明する！

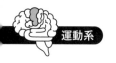 運動系

手を動かすと
脳にいいって本当？

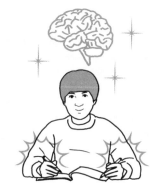

「手先を使うと脳にいい」とよく聞きますが、
根拠はあるの？ 足じゃダメなの？
"脳"と"手"の関係性を知れば納得できそうです。

脳にとっては体全体で手が占める割合が大きい

　手指は"第二の脳"とか"外部の脳"と言われるほど、脳と密接につながっています。認知症を予防する体操にもグーパー運動や指先合わせなどが取り入れられていますね。

　人間が体を動かすときには、大脳皮質の運動野から運動系脳番地の中心となる一次運動野にさまざまな情報が送られ、そこから延髄や脊髄を経て筋肉に指令が伝えられます。

　一次運動野には手足の指、あご、まぶた、ひじなど、体の各部位に対応した特定の領域があり、部位によって領域の大きさが異なります。それをわかりやすく示したのが、カナダの脳神経外科医ワイルダー・ペンフィールドの「脳地図」(→ P.19) です。これを見ると、手のひらと指に対応する領域の割合が突出して大きいことがわかります。運動野だけでなく感覚野においても、手は同様に大きな割合を占めています。

　つまり、手を動かすときには脳細胞がたくさん使われ、脳は使うほど活性化するので「手を動かすと脳にいい」というのは本当だといえます。

「できない…」のは
なぜ？

困ったあの人の
行動の謎

恋愛・結婚の
謎を解く

メンタルの謎を解く

脳にいいこと・
成功の謎を解く

不思議な出来事も
脳で解明する！

　手を使う動作のうちでも、たとえば刺繍やあやとりのように細かく手を動かすときには、運動系のほかにもさまざまな脳番地が連動して働くことで、微細な動きをコントロールしています。

　とりわけ重要なのが、錐体外路と呼ばれる大脳基底核、小脳といった、脳の深部にある脳番地で行われる運動の微調節です。パーキンソン病や小脳失調症などでこれらの脳番地が衰えると、微調節ができなくなり手足の震えが生じます。脳のために手を動かすときは、速くて雑な動きではなく、太極拳のような“ゆったりとしたなめらかな動き”を意識しましょう。脳の錐体外路が刺激されて、脳を深部まで活性化することができます。

ゆったり・なめらかな動きで脳を活性化

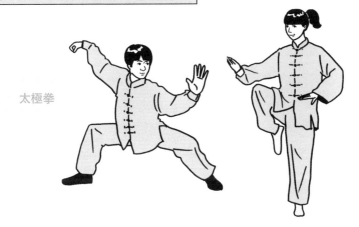

太極拳

＼ 加藤先生からひと言 ／

ゆったり・なめらかな動きといえば太極拳。重度のうつ患者が太極拳を始めたところ、2カ月で抑うつ症状尺度の数値が半減した例も。脳を深部まで使うと元気になるんです。

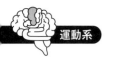

いろいろな手の動かし方を日常生活に取り入れる

　それでは、脳に効く手の運動を具体的に挙げていきましょう。

　趣味や遊びの分野では、ビーズ、縫い物、彫金などの手芸、ピアノやギターの演奏、大人の塗り絵、折り紙、ジグソーパズル、手品などの細かい動き。日本舞踊、バレエなどのダンス系はみな"指先まで神経を行き渡らせる"ので、おすすめです。

　指先といえば、茶道もいいですね。40歳を過ぎてから茶道を始め60歳で師範になった女性の脳を見たことがありますが、20年前と変わらぬ若さを保っていて驚きました。茶道には作法がたくさんあり、多くの脳番地が使われるので、脳のアンチエイジングになるんです。

　日常的な家事のなかにも、手を動かすチャンスはたくさんあります。料理は肉団子を丸める、野菜の飾り切りをするなど手先を使う作業が満載ですし、窓のサッシを掃除するとか、服の手洗いもいいですよ。

　会社でもパソコンのキーボードを打つほか手書きでメモをとる、自身の考えていることを紙に描き出すマインドマップを描くなど手を使うようにすると、仕事と脳トレが同時にできます。

脳に効く手の運動

指先まで神経を
行き渡らせる
細かい動き

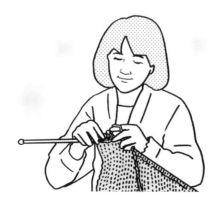

両手をバランスよく使うと脳番地のバランスも整う

　脳から筋肉へ送られる指令は延髄と脊髄のあいだで錐体交叉（→ P.14）するので、右利きの人は左脳を、左利きなら右脳を多く使っています。ですから、あえて利き手でない方の手を動かすと脳が刺激され、発達のアンバランスが解消されます。歯磨きや物を取るとき、字を書くときなどに試してみてください。

利き手と反対の手を動かして脳を刺激する

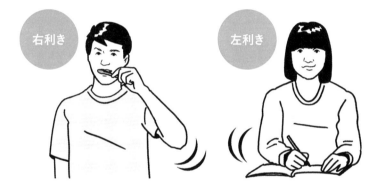

右利き　左利き

ADVICE

手の脳番地は16倍の大きさにまで成長できる

　手を動かす運動系脳番地は、つむじから左右に3cmほど離れたところに位置しています。

　生まれたときは小豆くらいの大きさ（直径約5mm）ですが、使われることで10円玉大（直径2cm）に成長します。よい刺激を与えて大きく育てましょう！

「できない…」のはなぜ？

困ったあの人の行動の謎

恋愛・結婚の謎を解く

メンタルの謎を解く

脳にいいこと・成功の謎を解く

不思議な出来事も脳で解明する！

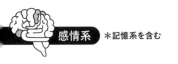

アロマテラピーは なぜ癒される？

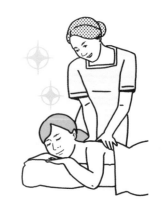

植物から抽出したオイルを使って
心身のバランスを整えるアロマテラピー。
香りをかぐだけでどうしてこんなに癒されるの？

嗅覚が直接すばやく脳に影響を与える

　鼻の奥でにおいの刺激を受け取る嗅細胞は数週間で再生する特殊なニューロン（神経細胞）で、前頭葉底部に接している嗅球につながっています。嗅球に送られた情報は、側頭葉の梨状皮質、扁桃体、海馬、前頭葉の眼窩回、視床下部に伝えられて処理されます。

　視覚、聴覚など嗅覚以外の感覚がすべて視床経由で大脳皮質に伝わるのに対し、嗅覚だけは嗅球を伝わり大脳皮質に直接届けられるため、途中でブロックすることができません。

　嗅覚情報が伝わる視床下部には、感情系脳番地の扁桃体と密接な連絡路が存在します。そのため、においは感情変化を引き起こし、視床下部での自律神経の調節を引き起こします。この調節による変化は交感神経系と副交感神経系に作用します。その結果、血管が収縮・拡張して血圧が変化し、連動して呼吸数も変化します。さらに、内分泌系や免疫系にも作用が及び、総合的に心身のバランスが整う——これがアロマテラピーの基本的なメカニズムです。

「できない…」のは
なぜ？

困ったあの人の
行動の謎

恋愛・結婚の
謎を解く

メンタルの謎を解く

脳にいいこと・
成功の謎を解く

不思議な出来事も
脳で解明する！

　ミントの香りで気分がしゃきっとする、ラベンダーをかぐと心が和らぐというように、即効性が高く効果がわかりやすいのが魅力ですね。

　臭気判定士や調香師など一部の人を除いて、私たちは無臭である空気を吸って生活しており、野山やお花畑を歩かない限り、特別なにおいで嗅覚が刺激されることは少ないでしょう。そこでアロマオイルをかぐと、眠っていた脳番地を使うことになります。これは脳にとっては大変よい刺激です。

　実は、嗅覚の脳内経路はまだ完全に解明されていません。しかし、側頭葉の記憶系脳番地にも伝わることがわかっており、においによって遠い記憶がよみがえるということがしばしば起こります。この現象は、マルセル・プルーストの小説『失われた時を求めて』の主人公が焼き菓子の香りで幼少期を思い出すエピソードにちなみ「プルースト効果」と呼ばれています。

プルースト効果

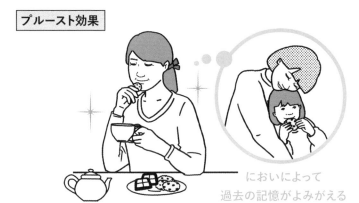

においによって
過去の記憶がよみがえる

＼ 加藤先生からひと言 ／

コーヒー、石鹸、入浴剤、焼きたてパン、季節の花など色々なにおいを意識的にかいでみて、好みの香りを見つけましょう。アロマオイルと同じような効果が得られます。

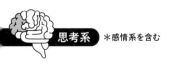
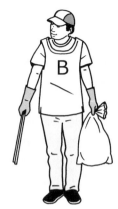

ボランティアを
行う人ってどんな脳？

2018年、山口県で行方不明となった2歳児を
ボランティアの男性が見つけ出し救助。
「スーパーボランティア」と呼ばれて注目を集めました。

非日常的な経験によって脳の使い方が変化する

　私たちは普段オフィスや学校や自宅にいるとき、よほど意識しない限りは毎日同じような脳の使い方をしています。いつも同じ道を駅まで歩き、同じ電車の同じ車両に乗って決まった時刻に出勤する、といったルーティンができていて、必要な脳番地を必要なだけ効率よく働かせています。

　でも、いつもなら歩いて駅へ行くところを自転車に変えたり、違う道を歩いてみるとどうでしょう？ さわやかな風を肌に感じたり、景色が目に止まったりして、新鮮な気持ちになりますよね。それはなぜかというと、未知の情報が次々と脳に送られて、脳内の多くの脳番地が活発に動くからです。

　ボランティアも、こうした非日常体験の1つ。慣れきった脳の使い方から離れて（＝脳番地シフトが起きて）心と体がリフレッシュされます。

　国内外を飛び回っている"スーパーボランティア"の人たちは、まさに毎日が非日常。ひっきりなしに脳番地シフトが起こりますから、世の中が違って見えてくる。"スーパーボランティア"の男性が行方不明の子どもを発見できたのも、ほかの人たちとは異なる視点をもっていたからかもしれません。

第2部 すべての答えは脳にある！

「できない…」のはなぜ？

困ったあの人の行動の謎

恋愛・結婚の謎を解く

メンタルの謎を解く

脳にいいこと・成功の謎を解く

不思議な出来事も脳で解明する！

アメリカ、イギリス、フランス、ドイツ、韓国など世界30カ国では、軽犯罪者を更正させる目的で社会奉仕を命じることがあります。それはボランティア活動を通して"脳を変える"システムだといえるでしょう。

脳に与える影響という点に関しては、近所のゴミ拾いでも紛争地帯の医療支援でも同じといえますが、特に復興支援、介助など"人の世話をする"ことは大きな変化を脳にもたらします。地位も身分も成績も関係なく、ただ純粋に喜ばれることで感情系脳番地が大いに刺激され、自己肯定感や幸福感が上がるので、人生そのものが変わってくるでしょう。

ADVICE

立場が変わると
思考系が鍛えられる

ボランティアの現場に立つと「会社では部長、ここでは新人」のように立場が変わり、いつもの思考パターンでは予測できないことが起こるので、思考系脳番地が鍛えられます。

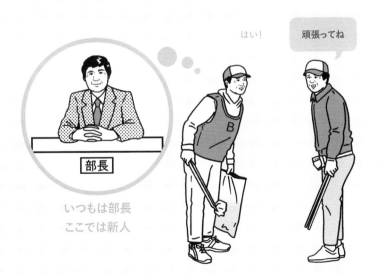

はい！

頑張ってね

部長

いつもは部長
ここでは新人

185

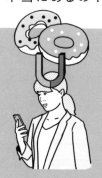

「引き寄せ」って
本当にあるの？

不思議な出来事も
脳で解明する！

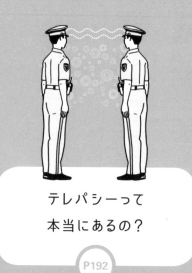

テレパシーって
本当にあるの？

P188

P192

P196

予知夢や悪夢と
脳の関係

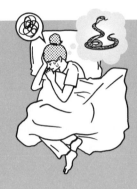

P198

脳はフォースと
共にある!?

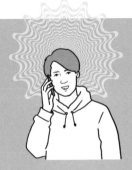

「引き寄せ」の法則、テレパシー、予知夢、金縛り……
現代科学では解明されていない不思議な出来事は本当に存在するのか、最新の研究から探ります。さらに、「引き寄せ」るためのコツも伝授します。

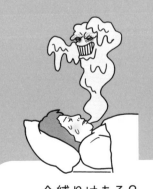

金縛りはある？
不思議体験は脳の錯覚!?

P202

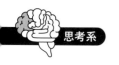

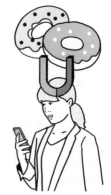

「引き寄せ」って
本当にあるの?

願望を実現させるのは思考? 行動? 宇宙? 神さま?
——引き寄せの達人を自負する加藤先生、
本当のところを教えてください!

脳にはもともと"引き寄せシステム"が備わっている

　自然で起こる現象は本質的に無作為です。以前、私が妹を同伴してニューヨークに行ったとき、エンパイアステートビルで妹の同僚にばったり出会ったのですが、これなどはまさに"偶然"の出来事です。

　対して"引き寄せ"というのは、たとえば取引先を訪問した帰りに同僚と「これから飲みに行こう」という話になって、「美味しいお店があるかな?」とまわりを見回したらよさそうなお店があったというような場合です。

　こうした出来事を「運がいい」ということもできますが、脳科学的に説明すると「飲みに行きたいと思って脳を使ったら飲み屋さんが見えて、そこに入った」ということが起きています。

　この【思考】➡【知覚】➡【選択】という脳を介した一連の流れを"引き寄せ"と呼んでいるのであって、存在していなかったお店が奇跡的に出現したわけではありません。○○したい、○○が欲しいという思い（目的、意識）を脳に与えれば、それに応じて必要なものを見つける・聞きつける・嗅ぎつけるシステムが脳には備わっているのです。

　脳の引き寄せシステムにおいて知覚する力は思考に依存しており、明確なビジョンを繰り返し思うほど、脳はそのビジョンを目の前で知覚したいために、五感の感度が上がります。私の経験からいって、本気で思えば叶わないことはありません。ただ、思いの多くは本人が強い思いと考えていても表層的なものなので、願っても引き寄せられないということが起こります。

　私の場合、くじ運や恋愛運を引き寄せたことはありませんが、脳研究に関しては引き寄せが連続して成功しています。正しい脳の真実を知ることを人生の目的にし、正しい脳の真実を見るべき人格をつくるということまで考えて生きています。正しい考え方の追求、日々の生活での本気さの度合いが引き寄せが起こる脳をつくる秘訣です。

引き寄せのメカニズム

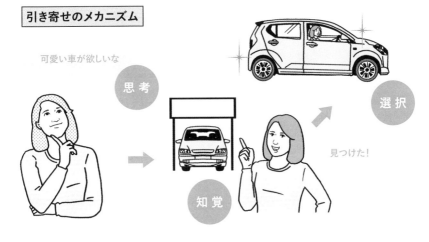

可愛い車が欲しいな

思考

選択

見つけた！

知覚

＼ 加藤先生からひと言 ／

海外でMRIを使って脳の研究をしたいと思っていたとき、MRI装置を開発する米国の大学から一緒に研究しないかというFAXが届きました。印象的だった引き寄せ体験の1つです。

「できない…」のはなぜ？

困ったあの人の行動の謎

恋愛・結婚の謎を解く

メンタルの謎を解く

脳にいいこと・成功の謎を解く

不思議な出来事も脳で解明する！

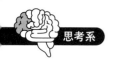

本気で願ったあとは正しいアンテナを張り巡らせ続ける

　本気の思いとは、自分にとっての"必然性"です。「こうなったらいいな」ぐらいのレベルではなくて「そうなって当然だ」「そうでなくてはならない」といい切れるほどの強烈な願望です。これが脳の引き寄せシステムを発動させるカギとなります。

　ただし、実現までには多少なりとも時間がかかります。今すぐ結婚したい！と思った瞬間に相手が現れるわけではありませんが、「今すぐ欲しいけど、今じゃなくてもいい」と思っていると不思議にやってきます。そのときはわからないけれど、あとになってふと「そういえば、いつの間にか叶っていた」と気づいたりするんです。多くの引き寄せメソッドで「願って忘れろ」というのが、まさにこれですね。

　引き寄せ力を高めるために私が特に気をつけていることが4つあります。1つ目は、脳を元気に保つこと。よく眠り、疲れをためないように生活リズムを整えています。2つ目は、自分の感性を研ぎ澄ます。視覚系が得意であれば目に映るものを注意深く見る、聴覚系が得意なら聞こえるものに耳を澄ますよう心がけてください。3つ目は、日々のご縁に注目する。ささいなことでも何かの理由があって起こっています。その理由を理解するように努めることです。

あ、叶ってる

引き寄せシステム発動のカギ

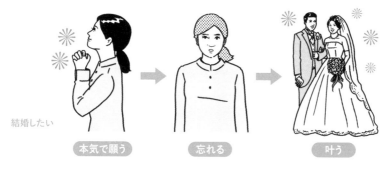

結婚したい

本気で願う　　忘れる　　叶う

190

これを外すと逆効果! 引き寄せの最重要ポイントは……

　4つ目は"思いの質"です。引き寄せが起こるにふさわしい自分であるように日々行動すること。これは引き寄せでもっとも重要なポイントで、利己的・攻撃的な思いが混じっていると引き寄せとは真逆の力が働いてしまいます。自分の思考をよく観察し、引き寄せる方向に動いているかどうかを絶えずチェックしましょう。

引き寄せ力を高めるために

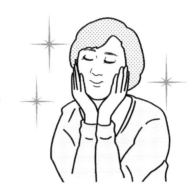

- 脳を元気に保つ
- 感性を研ぎ澄ます
- 日々のご縁に注目する
- 思いの質を意識する

 ADVICE

脳の引き寄せシステムを体感するための簡単な実験

　まず「赤い車を見る」と決意しましょう。その後は毎日、寝る前と朝に、同じように「赤い車を見る」と自分に言い聞かせて生活しながら1〜2週間ほど様子をみてください。すぐには成功しないかもしれませんが、少なくとも"赤いもの"がたくさん目に入ってくるようになります。ほかのものでも試してみてくださいね!

「できない…」のはなぜ?

困ったあの人の行動の謎

恋愛・結婚の謎を解く

メンタルの謎を解く

脳にいいこと・成功の謎を解く

不思議な出来事も脳で解明する!

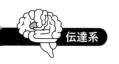

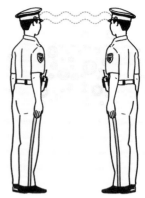

テレパシーって
本当にあるの？

思っただけで機械を制御する技術（BMI）の
研究が進んでいます。新たなコミュニケーション方法として
注目を集めるテレパシーとは？

脳はどこからどうやって情報をもってくるのか？

　透視、テレパシー、予言など、五感や論理的思考といった通常の手段に頼らずに情報を得る能力を超感覚的知覚（ESP）といいます。そうした能力の存在は今のところ仮説の域を出ていません（一度人づてに、ベトナムの超能力者に脳を見せてほしいとお願いしたのですが、MRIの磁気が能力に影響するかもしれないから、と断られてしまいました）。

　私たちは通常、間違いなく存在している事実であっても、五感と知識に頼ることでしか知覚することができません（地球の裏側に人がいる、空気中に微生物が漂っている、など）。記憶も同じで、自分の体を使って経験していない出来事を思い出すことは困難です。ではなぜ、肉眼では見えない遠くのものが見えたり、過去生（前世）の記憶を話す人がいるのか？ 彼らはどこから情報をもってきているのでしょうか？

　脳神経外科医ペンフィールドは「記憶は脳の中にない」という説を唱え、脳の中心部に位置する視床下部とその周囲の視床が、「心に直結した仕組み」（『脳と心の正体』ワイルダー・ペンフィールド著〈法政大学出版局〉より）

と考えました。

　私は「人間同士の知覚はつながっていて、時空を超えて人と人との脳が直接情報交換をしている」という時空間超脳コミュニケーション仮説を立てています。また、実は脳の中にはそれほど多くの記憶された情報はなく、どこか別のところの記憶の貯蔵庫（クラウド）があり、そこに脳（パソコン）を使ってアクセスすれば情報が共有できる。ペンフィールドが指摘するように視床下部が、外部にファイルされている情報の入り口のカギになっているのではないかと思います。

仮説：記憶の貯蔵庫（クラウド）にアクセスすると情報が共有できる

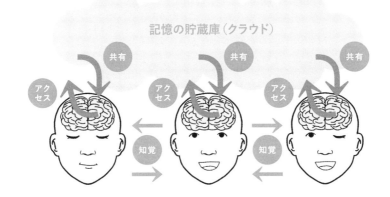

＼ そのとき脳は…… ／

情報がフィルムだとすれば、脳は映写機。脳が成長すると映写機としての機能が上がって映像が鮮明化するのではないか。これは脳研究における重要な考え方の1つです。

「できない…」のはなぜ？
困ったあの人の行動の謎
恋愛・結婚の謎を解く
メンタルの謎を解く
脳にいいこと・成功の謎を解く
不思議な出来事も脳で解明する！

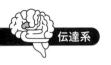

実は誰もが日常的にテレパシーを使っている!?

　テレパシーは言葉を介さないで脳から脳へと直接メッセージをやり取りすることです。実際に会って話すのとはまったく違うようですが、脳にとっては同じことなのかもしれません。なぜなら、実際に会って話すときにも、あとでその会話を思い出しているときにも、共通の脳番地がいくつかは使われているからです。

　テレパシーとまでいかなくても、なんとなく相手の気持ちが伝わってくるなどといった「勘」のようなものも含めて、私たちには脳間コミュニケーション能力が備わっているのかもしれません。ということは、脳活動は自分の脳の中だけで起きているのではないかもしれない。前ページで述べたように、どこかしらで脳同士が情報交換している可能性が高い。おそらく視床下部に加えて非言語の中枢である右脳がつながる役割をしているように思います。

　このつながりを通して私たちの脳には多くの情報が届いているけれども、五感以外の感覚（つまり超感覚）を使わなければ脳に入ってきた情報を感知できないので、ほとんどの人が認識できないでいるだけなのかもしれません。

仮説：人間には脳間コミュニケーション能力がある

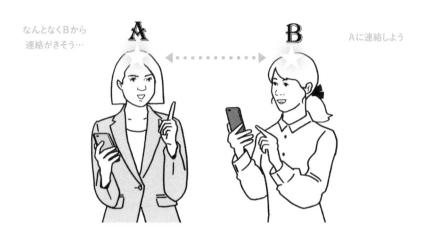

なんとなくBから
連絡がきそう…

Aに連絡しよう

超能力と脳のしくみの研究はまだ始まったばかり

　以上のような仮説を立てないと、テレパシーなどの超能力を科学的に説明することはできません。これだけ科学技術が進んだ現在でも、脳のしくみはまだまだ多くの謎に満ちています。これから先さらに研究が進めば、誰もがふつうに超感覚を使いこなす日がくるかもしれません。

ADVICE

自分の直観を大切にして
人生の可能性を広げよう

　「超能力なんて全部ウソだ！」と決めつけてしまえばそれまでですが、「もしかしたら……」と柔軟な発想で捉えてみると、色々な可能性が見えてきますね。

　言葉で説明できる常識よりも自分なりの直観の方が真実に近いことはよくあります。

もしかしてあるかも…

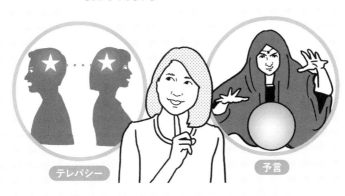

テレパシー　　　　　　予言

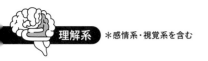

予知夢や悪夢と
脳の関係

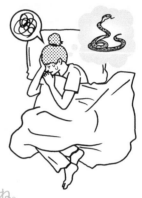

楽しい夢、怖い夢、夢のお告げ、夢占い……
夢というものには良くも悪くも
私たちの心を捉える不思議な魅力がありますね。

支離滅裂なのに超リアル!? 夢を生み出す睡眠中の脳

　夢を見ているとき、脳の中では扁桃体や視覚野など感覚・感情・記憶に関わる部分が映写機の一部として現実のように活性化しています。その間、論理や判断を司る前頭葉よりも、後頭葉、側頭葉、頭頂葉が活動し、夢の内容が荒唐無稽で理屈に合わなくても、現実と同じように夢が展開していきます。不思議なことに、夢では聴覚系よりも視覚系の出来事が多く、これは、視覚系がより活性化されることにも関係していると考えられます。

　内容によっては、恐ろしい悪夢になることもあります。ある調査によると悪夢の内容でもっとも多いのは「失敗または無力感」(約18%)で、「身体的な攻撃」「事故」「追いかけられる」「健康問題と死」などが10%を超えています。昆虫が異常発生するなどSFホラー映画のような夢を見る人もいます。

　夜中に何度も悪夢で目を覚まし、その内容をはっきりと覚えていることが頻繁にある場合は「悪夢障害」といって、睡眠障害の1つです。子どもの頃に始まって何十年も持続するケースもみられます。悪夢障害は自殺率が高いといわれており、うつ病や不安障害などほかの疾患を抱えている可能性

もあるので、専門医を受診してください。

　夢ならではの荒唐無稽さが、常識に捉われない斬新な発想に結びつくこともあります。作曲家が夢で新曲を聴く、数学者が夢で公式を発見する、受験生が合格・不合格を夢で知るなどの例があり「予知夢」「正夢」と呼ばれたりもします。潜在的に予測していることを夢で見るのだという説や、時間の経過は存在しないという物理学の概念に基づいて未来記憶とする説などがあります。私見によれば、優秀なSF作家や漫画家、ノーベル賞クラスの研究者など“未来を先取り”する感性をもつフロントランナーたちが、ある種の予知能力として夢を見るのは大いにあり得ることです。

夢を見ているときの脳

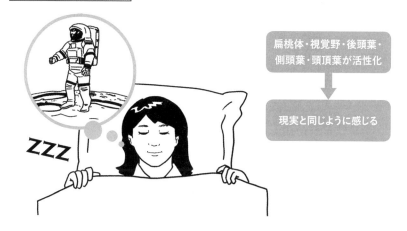

扁桃体・視覚野・後頭葉・側頭葉・頭頂葉が活性化

↓

現実と同じように感じる

ZZZ

\ 加藤先生からひと言 /

私も悪夢障害でしたが、高尾山で28日間滝行をしたら治りました。その後数カ月、五感もかなり研ぎ澄まされていました。今思えば、概日リズムが整い、睡眠の質がよくなったからですね。

「できない…」のはなぜ？

困ったあの人の行動の謎

恋愛・結婚の謎を解く

メンタルの謎を解く

脳にいいこと・成功の謎を解く

不思議な出来事も脳で解明する！

197

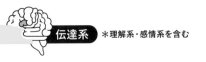
脳はフォースと共にある!?

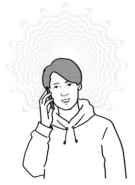

加藤先生が開発した計測法で
「フォースが可視化できる」と聞きました。
もしかして誰でもジェダイになれちゃうのでしょうか!?

フォースの正体は血管から脳細胞への酸素の受け渡し

　脳はフォースによって支えられ、フォースによって機能している——と聞いたらたいていの人が「えっ、映画『スター・ウォーズ』のフォースですか!?」と驚かれることでしょう。

　『スター・ウォーズ』に出てくるフォースは、ジェダイと呼ばれる騎士たちが用いる予知・念動力・テレパシーといった特殊能力の源とされている架空のエネルギー体ですが、人間の脳が用いるフォースは「酸素消費」のこと。私はこれを毛細血管内高速酸素反応（Fast Oxygen Response in Capillary Event）と名付け、頭文字をとって「FORCE（フォース）」と呼ぶことにしました。

　脳のエネルギー源がブドウ糖（グルコース）であることはよく知られていますが、神経細胞が機能するためには酸素は絶対に欠かせません（→ P.156）。空気中から肺に取り込まれた酸素は、血液中の赤血球の中にあるヘモグロビンと結合して全身に運ばれますが、髪の毛の直径より小さな細胞と細胞の間に入りこんで酸素を渡すことができるのは、細胞と同じくらい小さい（1㎜の1000分の1）毛細血管だけ。脳の神経細胞は、毛細血管から酸素

（3.46×10マイナス10乗メートルの大きさ）を受け取ります。

　人がしゃべっているときには、毛細血管から伝達系脳番地の神経細胞に酸素が供給されます（フォース効果）。一方で、しゃべるときに使われない脳番地には酸素が供給されず、血液中の酸素は未使用のまま通り過ぎていきます（素通り効果）。血流を制御するのは脳にある自律神経の中枢です。つまり「脳は自分が消費したエネルギーを自分で供給している」ということができますね。

　もし『スターウォーズ』のジェダイたちが宇宙のフォースを用いるときに脳を使っているのであれば、そのとき彼らの脳内では酸素のフォースが行われているはずです！

フォース効果

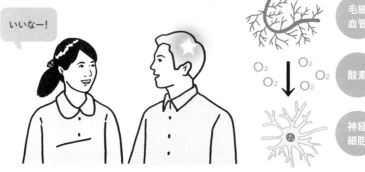

今日夜ごはんカレーなんだ！

いいなー！

毛細血管

酸素

神経細胞

必要な脳番地に酸素が供給される

＼ 加藤先生からひと言 ／

フォースの様子を可視化する計測法「fNIRS（エフニルス）」を私が発見できたのは、真のジェダイがもつべき「周囲の状況に惑わされず、自ら判断できる強い思念力」があったからこそだと思っています。

「できない…」のはなぜ？

困ったあの人の行動の謎

恋愛・結婚の謎を解く

メンタルの謎を解く

成功の謎を解く　脳にいいこと・

不思議な出来事も脳で解明する！

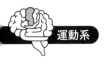

脳に欠かせない酸素とはいえ過剰摂取はNG！

　脳が活発に機能するために酸素が欠かせないことはおわかりいただけたと思います。

　しかし、「だったら大量に酸素を吸えば脳が元気になるのか？」というと、そうでもないんです。空気中の酸素に触れると鉄が錆びたり、リンゴの切り口が変色するのと同じく、過剰な酸素は脳組織を酸化させてしまいます。認知症の予防やアンチエイジングの分野で「抗酸化」が推奨されるのは、まさにこのためです。

　脳が必要とする酸素の供給量は、フォースによって制御されています。酸素カプセルなどで不自然に大量の酸素を取り込むと、確かに血液サラサラ効果は得られるのですが、使われないで余った酸素が細胞を破壊し始めます。エネルギー源として一時的に補給するのはいいですが、やりすぎはかえって毒になります。

　おもしろいことに、脳番地トレーニングをすると、より少ない酸素で脳が働くようになります。マラソン選手が酸素濃度の薄い高地トレーニングで心肺機能を強化して燃費のいい体をつくるのに似ていますね。

脳番地トレーニングの効果

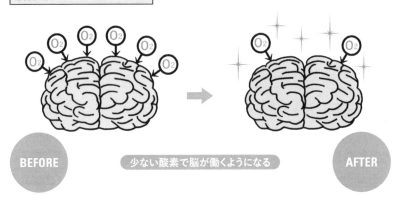

体の硬さ・コリをほぐして脳の酸素消費を整える

　体が緊張していると筋肉が余分な酸素を消費するため、運動系脳番地で集中的にフォースが起こり、ほかの脳番地が使える酸素が減って思考力や理解力が低下することもあります。ストレッチをしたり、ゆっくり湯船につかるなど、体をリラックスさせる時間を日々の生活に取り入れてください。

ADVICE

体のコリをほぐせば
脳に酸素が行き渡る

　体がリラックスすることによって脳に回る酸素が増え、複数の脳番地で余裕をもって活性化できるようになります。仰向けに寝て立てたひざを左右に倒すなど体全体を使ったストレッチ運動がおすすめですが、仕事の合間に伸びをするだけでもずいぶん頭がスッキリしますよ。

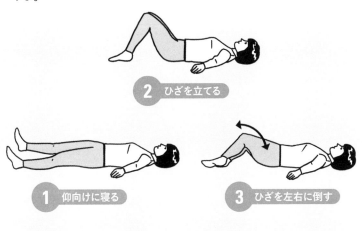

2 ひざを立てる

1 仰向けに寝る

3 ひざを左右に倒す

「できない…」のはなぜ？

困ったあの人の行動の謎

恋愛・結婚の謎を解く

メンタルの謎を解く

脳にいいこと・成功の謎を解く

不思議な出来事も脳で解明する！

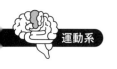

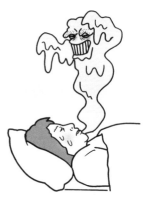

金縛りはある？
不思議体験は脳の錯覚!?

しょっちゅう金縛りに遭ってる人とか、
妖精なんかが見えちゃう人っていますよね。
そういうのも、脳と関係してるのでしょうか？

金縛りは睡眠障害。でも霊が見えるのは本当かも……!?

　金縛りは医学用語で「睡眠麻痺」という、睡眠障害の一種です。意識は覚醒しているけれど大脳皮質の運動系脳番地が働いていない状態で、浅い眠り（レム睡眠）と深い眠り（ノンレム睡眠）とが入れ替わる入眠前後にしばしば起こります。数秒で終わる人もいれば、2〜3分続く人もいます。

　ただ、意識があるとはいっても昼間ほどはっきりしておらず、半分眠っている状態です。金縛り中に「白い着物を着た老婆が枕元に座っていた」などのエピソードは夢である可能性が高いですね。私も以前は頻繁に金縛りを経験しました。しかし、39歳のときに扁桃腺摘出術を受けて、閉塞性睡眠時無呼吸が改善して以来、まったく金縛りに遭うことがなくなりました。

　幽霊など金縛り以外の心霊現象については、全部が全部ニセモノとはいいませんが、脳の錯覚である可能性も大いに考えられます。視覚は特に錯覚を起こしやすいことが知られています。薄暗い場所で人の姿がギリギリ見えるかどうか……といった状況では脳が過集中になり、想像（妄想）が膨らんで「オバケが出た」と信じてしまいます。

第2部　すべての答えは脳にある！

「できない…」のは
なぜ？

困ったあの人の
行動の謎

恋愛・結婚の
謎を解く

メンタルの謎を解く

脳にいいこと・
成功の謎を解く

不思議な出来事も
脳で解明する！

　一方、通常の五感では認知できないモノでも、それが確実に存在していれば"見える"人がいることも否定できません（➡P.192）。

　修験者が修行するような山奥の自然に囲まれた場所などは、見えやすいということはあると思います。私が大学1年生のとき、富士山麓の校舎で用務のおじさんの背中に乗っている"ぼんやりした浮遊体"が見えてしまったことがあります（笑）。1度目は、これは何かの間違いだと思ったのですが、違う日にまた見えて再現性があると考えました。しかし、それ以降は見えなくなりました。おそらく周囲の明るさや光の当たり具合など、その場の状況に左右されるのではないでしょうか。霊能者といわれる人たちも、四六時中どこでも霊が見えているわけではないと思います。

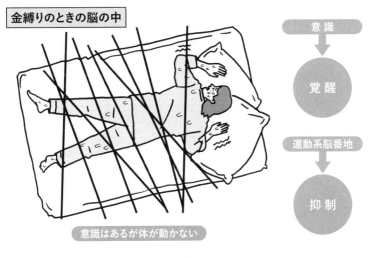

金縛りのときの脳の中

意識はあるが体が動かない

意識 → 覚醒

運動系脳番地 → 抑制

＼ 加藤先生からひと言 ／

てんかんという病気も昔は憑依現象とされていました。今はまだ「心霊現象」といった曖昧な表現しかできないことも、いずれ科学的に説明できる日がくるかもしれませんね。

おうちでできる脳にいいこと

　家の中という慣れきった状況で、いかに多くの刺激を脳に与えるかが脳を活性化させるポイント。テレワーク中も座りっぱなしではなく、別の部屋へ移動する、机の向きを変えるなど環境に変化をつけたり、シリコンバレーのオフィスのように、立ってパソコン作業をするのもいいですね。

　脳を健やかに保つためには運動、睡眠、酸素が欠かせません。ラジオ体操やストレッチで体を動かし、起床と就寝のスケジュールを守り、こまめに窓を開けて換気をするよう心がけましょう。

　また、意外な盲点になりがちなのが、声を出すこと。「1日中誰ともしゃべっていない！」ということがないように、家族と同居している人は意識して会話を増やしましょう。一人暮らしの人は、音楽に合わせて歌ったり本を音読するほか、英会話の練習もおすすめです。

　コロナ以前と現状を比べて不便だ、退屈だと不満を並べるのは脳の記憶のメカニズムです。しかし、脳は未来の希望を思い描くことで活性化します（→P.39）。これから先の人生に意識を向けて今の自分にできること・やるべきことをやりましょう。脳の報酬系が活性化するのでストレスもたまりにくくなります。

参 考 文 献

参考論文

● Dekaban AS. Changes in brain weights during the span of human life: relation of brain weights to body heights and body weights. Ann Neurol 4:345-356. 1978

● Hasegawa M, et al. Development of myelination in the human fetal and infant cerebrum: a myelin basic protein immunohistochemical study. Brain Dev 14:1-6, 1992

● Kato T, et al. Human Visual Cortical Function During Photic Stimulation Monitoring by Means of Near-Infrared Spectroscopy. J Cereb Blood Flow Metab 13: 516-520. 1993

● Kato T, et al. Assessment of Maturation and Impairment of Brain by I-123 Iodoamphetamine SPECT and MR Imaging in Children. The Showa University Journal of Medical Sciences 5: 99-115, 1993.

● Kato T. Principle and technique of NIRS-Imaging for human brain FORCE: fast-oxygen response in capillary event. International Congress Series. 1270C, 88-99, 2004

参考文献

●『生命とは何か──物理的にみた生細胞』
　　E・シュレーディンガー著、岡小天、鎮目恭夫訳（岩波新書）

●『脳と心の正体』
　　ワイルダー・ペンフィールド 著、塚田裕三、山河宏訳（法政大学出版局）

●『言語と脳』杉下守弘著（紀伊國屋書店）

●『脳は自分で育てられる』加藤俊徳著（光文社）

●『アタマがみるみるシャープになる! 脳の強化書』加藤俊徳著（あさ出版）

●『記憶力の鍛え方』加藤俊徳著（宝島社）

●『一番よくわかる! 脳のしくみ』加藤俊徳監修（メイツ出版）

●『悩まない脳の作り方』加藤俊徳著（辰巳出版）

●『脳が知っている 怒らないコツ』加藤俊徳著（かんき出版）

●『片づけ脳──部屋も頭もスッキリする!』加藤俊徳著（自由国民社）

●『脳が若返る最高の睡眠: 寝不足は認知症の最大リスク』加藤俊徳著（小学館新書）

●『50歳を超えても脳が若返る生き方』加藤俊徳著（講談社＋α新書）

●『ADHDコンプレックスのための"脳番地トレーニング"』加藤俊徳著（大和出版）

●『脳を鍛えれば、人生が変わる』加藤俊徳著（海竜社）

脳道を行く

　蟬が鳴き日差しが照りつける炎天下、海が見え潮の香りがするグラウンド。陸上の県大会を前にして、中学3年生、14歳の私は半分朦朧（もうろう）とした状態で練習に励んでいました。100メートル走の練習のため、クラウチングスタートの姿勢で構えた瞬間、「あ、脳だ！脳に秘密があったんだ」「しまった、県大会まで1週間を切っているのに、脳だけは全く鍛えていなかった」そう独り合点したのです。ココロのつぶやきが、脳のつぶやきだと感じた瞬間でした。

　それまで、体の筋肉を隅々まで鍛えて、陸上の記録を伸ばそうと我流でトレーニングを積んできました。しかし、唯一見落としていたのが体を動かしている「脳」だったと悟ったのです。

　それから45年の歳月が経ちました。これまで志が全く変わらず、脳を研究し続けているのは、自分の脳からココロの悩みを解決しようとしてきたからです。45歳の頃、加藤式脳画像診断法（MRI脳相診断）を確立し、自分で自分の脳をMRIで診断してみました。そして、幼少期から悩んでいた、ひらがながスラスラ読めなかった理由は"難読症"だったとわかったのです。

　「これが自分を悩ませていた原因だったのか」と脳を知ることで、これまでの苦悩がどこかへスーッと抜けていっ

た気がしました。

　本書では、私のこれまでの経験や研究結果、また発展した脳科学の情報をご紹介させていただきました。読者の皆さんが、本書で述べた知見やアドバイスを1つでも実践して、人生の道を切りひらいていくことを願います。

　一人ひとりの脳はそれぞれ、日々変化し、成長しています。学びや体験によって得られたことは、必ずその人の脳の成長に影響を与えています。

　「脳道」とは自分の脳を成長させながら歩む人生道ということ。脳道は継続することが力になります。そうすれば脳が成長し、必ず新しい「脳の可能性」がひらけてきます。あなたがまだ出会ったことのない可能性を、あなたの脳はもっています。

Your possibility is created in your brain.

「脳の学校」代表・加藤プラチナクリニック院長
脳内科医　加藤俊徳

加藤俊徳（かとう としのり）

新潟県生まれ。脳内科医、医学博士。加藤プラチナクリニック院長。株式会社「脳の学校」代表。昭和大学客員教授。

脳番地トレーニングの提唱者。発達脳科学・MRI脳画像診断の専門家。14歳のときに「脳を鍛える方法」を知るために医学部への進学を決意。1991年に、現在世界700カ所以上の施設で使われる脳活動計測「fNIRS（エフニルス）」法を発見。1995年から2001年まで米ミネソタ大学放射線科でアルツハイマー病やMRI脳画像研究に従事。ADHD、コミュニケーション障害など発達障害と関係する「海馬回旋遅滞症」を発見。帰国後、慶應義塾大学、東京大学などで脳研究に従事し、「脳の学校」を創業、加藤プラチナクリニックを開設し、独自開発した加藤式脳画像診断法（MRI脳相診断）を用いて、小児から超高齢者まで1万人以上を診断・治療。現在加藤プラチナクリニックのADHD専門外来では、ADHDコンプレックス（併存疾患型ADHD）を疑われる人の得意・不得意な脳番地を診断し、学習指導、適職指導や薬だけに頼らない治療を行う。

著書には、『アタマがみるみるシャープになる! 脳の強化書』（あさ出版）、『発達障害の子どもを伸ばす脳番地トレーニング』（秀和システム）、『部屋も頭もスッキリする! 片づけ脳』（自由国民社）、『ADHDコンプレックスのための"脳番地トレーニング"』（大和出版）など多数。

「脳番地」（商標登録第5056139/第5264859）
著者によるMRI脳相診断を希望される方は、加藤プラチナクリニック（https://www.nobanchi.com/）電話 03-5422-8565 までご連絡ください。

Staff

装丁・本文デザイン／木村由香利（986DESIGN）
イラスト／KAZMOIS
執筆協力／安藤智恵子
編集／有限会社ヴュー企画（野秋真紀子・加藤朱里）
校正／関根志野
企画・編集／端 香里（朝日新聞出版 生活・文化編集部）

イラスト図解 脳とココロのしくみ入門

著 者	加藤俊徳
発行者	片桐圭子
発行所	朝日新聞出版
	〒104-8011 東京都中央区築地5-3-2
	お問い合わせ infojitsuyo@asahi.com
印刷所	中央精版印刷株式会社

©2020 Asahi Shimbun Publications Inc.
Published in Japan by Asahi Shimbun Publications Inc.
ISBN 978-4-02-333340-6